우울하다고?
**체온을
재봐!**

"UTSU ?" TO OMOTTARA TAIONWO HAKARINASAI
YUMI ISHIHARA 2009
Originally published in Japan in 2009 by KANKI PUBLISHING INC.
Korean translation rights arranged through TOHAN CORPORATION, TOKYO.,
and BC AGENCY,SEOUL

이 책의 한국어판 저작권은 BC 에이전시를 통한
저작권자와의 독점 계약으로 건강다이제스트에 있습니다. 저작권법에 의해
한국 내에서 보호를 받는 저작물이므로 무단전재와 복제를 금합니다.

우울하다고?
체온을 재봐!

이시하라 유미 지음
한의사 **박영철** 감수 (하이미즈 한의원 원장)

건강다이제스트 社

책을 펴내면서

몸을 따뜻하게 하면 건강해진다

필자는 30년 이상 많은 환자를 진찰해왔다. 진찰할 때 반드시 체온을 재는데 몸이 무겁다든가 잠이 오지 않는 우울 증상을 호소하는 사람들은 예외 없이 체온이 낮다. 저체온화 경향이 현재 일본인 전체에 확산되었다. 최근 50년간 일본인의 체온은 1도 가까이 저하되었다.

이렇게 저체온화가 진행되고 있는데 왜 건강진단에서 체온을 재지 않는지 그것이 불가사의하다.

현대인의 체온이 떨어진 원인은 이 책에서도 자세히 설명하겠지만, 우리가 당연하게 받아들이고 있는 편리하고 쾌적해진 생활 속에 그 원인이 있다. 오늘날 대부분의 사람들이 다 그렇듯이 여러분의 생활은 다음과 같을 것이다.

- 목욕은 샤워로 끝낸다.
- 식품은 냉장고에서 차갑게 하고, 겨울에도 청량음료나 맥주를 자주 마신다.
- 흰쌀, 빵, 우동, 스파게티를 좋아한다.
- 여름에는 집에서든 밖에서든 에어컨이 가동되고 있다.
- 체력을 쌓기 위해 하루 세 끼는 꼭 챙긴다.
- 염분은 조금만 섭취하고 순한 맛이어야 한다.
- 건강에 좋다고 해서 물 1일 2리터를 마시고 있다.

이 모든 것이 몸을 차갑게 만드는 원인이다. 과식과 몸을 차게 만드는 식품의 과다 섭취, 게다가 지나친 수분 섭취와 염분 제한 등 건강에 좋다는 항간의 상식이 몸을 차게 만드는 원인이 되기도 한다.

한의학에서는 체내에 여분의 수분을 축적해 몸이 차가워진 사람을 '음성체질'이라고 한다. 반대로 근육질에 체온이 높은 사람은 '양성체질'이라 한다. 한의학에서 진단하는 우울증에 걸리기 쉬운 사람은 '음성체질'이 압도적으로 많다. 따라서 체질을 바꾸는 것이 우울증이나 불면, 스트레스성 질환을 해소하는 가장 빠른 길인 셈이다.

이를 위해서는 무엇을 하면 좋을까? 그 답은 명백하다. 몸을 따뜻하게 해서 체온을 높이는 것이다. 몸이 따뜻하면 면역력이 올라가 스트레스에 강해진다. 또한 깊은 잠을 잘 수 있어 뇌내 호르몬이 증가하고 우울한 기분이 해소된다. 게다가 전신의 신진대사가 상승해 눈에 띄게 건강해진다.

실제로 우울 증상이 있는 사람이 욕실에 들어가 몸을 덥혔더니 건강해지고 숙면을 취할 수 있게 되었다고 한다. 또 우울증이 개선된 사람은 필자가 아는 한 체온이 모두 상승했다. 이러한 사실에서도 알 수 있듯이 체온을 높이는 일은 우울증 예방과 개선의 기본이다. 따라서 이 책을 손에 든 여러분에게 묻고 싶다. 여러분은 여러분의 체온(평균 열)이 몇 도인지 알고 있는가?

이런 질문을 받고 바로 답할 수 있는 사람은 많지 않을 것이다. 그러나 기분이 가라앉는다거나 의욕이 없고 우울한 생각이 들면 먼저 체온을 재보자. 만약 36도 이하로 체온이 낮으면 몸을 덥혀서 체온을 올리는 노력을 해야 한다. 체온을 올린다는 것은 건강의 근본적인 원인인 '기氣'를 높인다는 얘기도 된다.

그것은 어려운 일이 아니다. 누구나 약간의 마음만 먹으면 가능한 일이다. 필자가 주장하는 당근사과주스 혹은 생강홍차를 마시는 것만으로도 몸이 따뜻해지고 체온이 올라간다.

'마음의 감기'로 불리는 우울증은 몸이 차가워진 데서 시작된다. 여러분도 꼭 이와 같은 간단한 건강법을 실천해 마음의 감기에 걸리지 않도록 유념해야 한다.

- 이시하라 유미

감수자의 글

우울증 이기는 지침서 되길…

인간을 비롯한 생명체는 고래로부터 열과 불, 햇빛과 생존문제가 직결되어 왔다. 불을 다루게 되면서 인간다운 삶을 살게 되었고, 덥게 익힌 음식이 인체의 소화기관과 대사의 변화를 가져왔다. 빙하기라는 암흑기에는 거의 모든 생물이 멸종을 하게 되고, 문학적 견지에서도 정체나 퇴보를 꽁꽁 언 추운 겨울에 비유를 하곤 한다.

북유럽이나 러시아 같이 겨울이 길고 음습한 지역의 사람들에게는 우울증이 많고, 음울한 음악이 창작된다. 내성적이라 자살률도 따뜻한 남쪽지역 사람들보다 많은 반면, 적도 부근의 사람들은 상대적으로 활기찬 음악과 활달한 외향적 성격을 갖고 있다.

한의학에서는 일찍이 인체 내의 기운 중에서도 유독 열감을 군화君火, 상화相火로 세분화하여 더 자세히 다뤄왔다. 그 이유는 그만큼 체내에서 열대사, 열평형이 다른 어떤 흐름보다도 중요하다고 생각해 왔기 때문에 그러한 것이고, 심신의학적 측면에서도 체온이 상승하면 활달해지고, 순환과 대사가 빨라지며, 체온이 내려갈수록 움츠러들며, 소화도 잘 되지 않는 것이 사실이다.

이러한 관점에서 저자의 체온과 우울증에 대한 시각은 매우 예리하게 파고든 실용의학적 관점이라 볼 수 있다.

현대의 생활에서는 몸을 따뜻하게 해주는 환경보다 몸이 차가워질 수 있는 환경이 훨씬 많게 형성되어 있는 것 같다. 어디든 에어컨이 빵빵하고, 옷들은 얇아지며 짧아지고, 차가운 음식은 사시사철 입 안 가득 넣을 수 있는 게 현실이다. 이런 조건들이 저체온을 형성시켜 많은 불균형적인 증상들과 병을 유발하게 된다. 특히 여성의 경우에는 쉽게 생리통, 배란과 생리불순, 불임, 근종 등 생식기 질환을 유발하는 직접적 원인이 되고 있다.

그런 탓에 반가운 마음으로 감수하였다. 편한 수필집을 보듯 맘 편히 느긋하게 차와 곁들여 보면 재미있게 빠져 들 것이다. 특히 일반인들이 잘 몰랐던 인체와 체온과의 밀고 당기는 묘한 견제를 스포츠 중계 보듯 감상하기를 바란다. 평소 우울과 짜증으로 불편했던 분들은 이 글을 계기로 좀 더 밝은 생활을 만나기를 빌어본다.

하이미즈 한의원장 박영철

CONTENTS

- 책을 펴내면서 **4**
- 감수자의 글 **6**

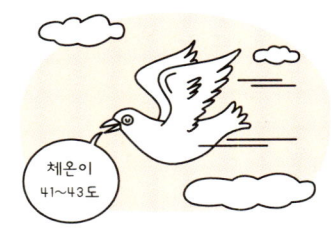

Chapter 01
서양의학이 가르쳐 주지 않는
우울증·스트레스의 숨은 진실

| 01 | 우울증 뒤에는 냉증·저체온증이 있다 **16**
| 02 | 몸이 차가우면 마음도 차갑고 기분도 울적해진다 **19**
| 03 | 우울증이 의심되면 체온부터 재라 **21**
| 04 | 스트레스가 계속되면 전신의 혈액순환이 되지 않는다 **24**
| 05 | 두통·어깨결림을 무시하면 안 된다 **27**
| 06 | 한밤중에 잠이 깨는 사람은 몸이 차가운 상태다 **30**
| 07 | 불면증이 심한 사람은 대부분 몸이 차다 **33**
| 08 | 신문을 읽고 싶은 마음이 들지 않는 사람은 요주의! **36**
| 09 | 남자는 여자보다 스트레스에 약하다 **38**
| 10 | 아내를 잃은 남편은 왜 갑자기 건강을 잃을까? **40**
| 11 | 왜 월요일 아침에 사고가 많을까? **42**
| 12 | 따돌림·등교거부도 냉증이 원인? **44**
| 13 | 패닉 발작은 체온을 높이려는 반응 **48**

체험수기
체온 건강법으로 죽음까지 생각했던 우울증을 극복했다! **51**

Chapter 02
저체온일수록
스트레스가 쌓이기 쉽다!

01   대부분의 신체 질병은 저체온에서 발생 **58**

02   **저체온이 된 이유 1**
        풍요롭고 편리한 생활이 현대인을 저체온으로 만들었다 **61**

03   **저체온이 된 이유 2**
        잘못된 건강상식이 저체온을 초래했다 **68**

04   암세포는 39.3도 이상에서 죽는다 **72**

05   몸이 차가워지면 왜 백혈구가 감소할까? **77**

06   마음을 안정시키려면 햇볕을 즐겨라 **79**

07   불면증인 사람은 뇌 속의 특정 물질이 부족하다! **82**

08   '장'을 단련하면 마음까지 안정된다 **84**

09   숙면으로 유혹하는 두 가지 뇌 호르몬 **86**

10   우울증이 있는 사람은 배꼽 부위를 두드리면 '진수음'이 난다 **89**

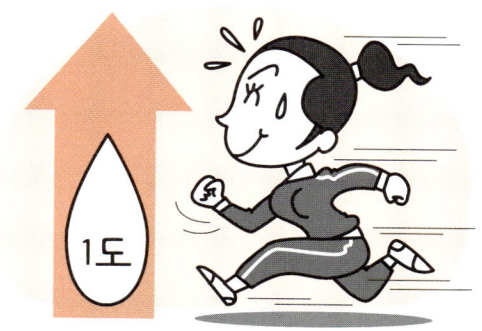

11	배가 따뜻하면 기분이 좋아진다	**91**
12	왜 물만 마셔도 살이 찔까?	**93**
13	인간의 생명활동을 지탱하는 '기'란?	**96**
14	장기의 활동이 저하되면 마음까지 건강을 잃는다	**100**
15	우울증을 치료하는 한약은 몸을 덥히는 약	**102**
16	온천은 몸뿐만 아니라 마음의 병에도 효과적이다	**105**

박영철 원장의 tip
우울증과 불임은 그림자 같이 따라온다 **107**

체험수기
'가면우울증'이 3개월 만에 개선…
7kg 감량돼 심신도 건강해졌어요! **109**

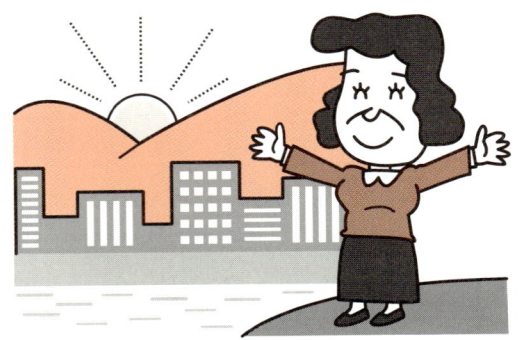

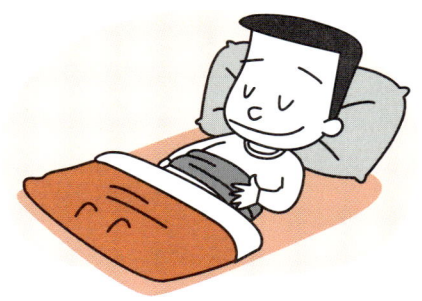

Chapter 03
우울증에 걸리기 쉬운 사람 &
우울증에 잘 걸리지 않는 사람

01	장수국가 일본의 문제는 저체온증!	**114**
02	태양과 달과 우울증의 밀접한 관계	**116**
03	머리가 벗겨진 사람은 우울증에 걸릴 확률이 낮다	**120**
04	일본 작가 중에는 우울 체질이 많았다	**122**
05	인간이 우주의 균형 속에서 살아간다는 의미	**125**
06	나는 더위에 약한 타입일까? 추위에 약한 타입일까?	**127**
07	음성체질은 마음의 병에 걸리기 쉽다	**131**
08	체온이 낮은 남성은 섹스도 약하다	**133**
09	남성은 '냉증'에 대한 면역이 없으므로 요주의!	**136**

체험수기
생강홍차로 웃는 얼굴 되찾고 직장에도 복귀했어요! **138**

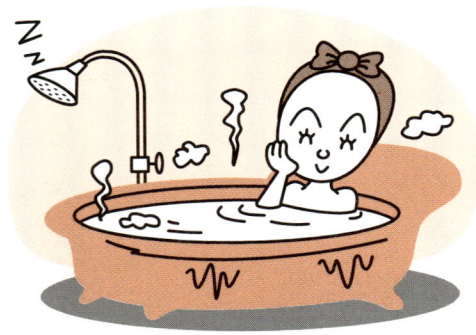

Chapter 04
몸을 덥혀 우울증·스트레스를 몰아내는 7가지 생활습관

- **01** 소중이 사람이 우울증에 걸렸다면… **142**
- **02** 체온이 1도만 올라가도 의욕과 자신감이 생긴다 **144**
- **03** 우울증을 개선하는 생활습관 1 - 수분은 배출한 다음 공급한다 **147**
- **04** 우울증을 개선하는 생활습관 2 - 배꼽 아래쪽 근육을 단련한다 **149**
- **05** 우울증을 개선하는 생활습관 3 - 샤워는 NO! 입욕으로 몸을 덥힌다 **157**
- **06** 우울증을 개선하는 생활습관 4 - 쾌면으로 아침형 습관을 만든다 **164**
- **07** 우울증을 개선하는 생활습관 5 - 숨을 크게 내쉴 때 면역력이 상승한다 **168**
- **08** 우울증을 개선하는 생활습관 6 - 1일1식이 피로를 느끼지 못한다 **170**
- **09** 우울증을 개선하는 생활습관 7 - 몸이 따뜻해지는 마음가짐을 갖는다 **176**

체험수기
생활습관병과 우울증을 몰아내고 8kg이나 감량했어요! **179**

Chapter 05
올바른 식생활로
우울증·스트레스 말끔히 몰아낸다

01	현대인들은 몸을 차게 만드는 음식을 과다 섭취하고 있다 **184**
02	아침의 우유·빵·샐러드는 몸을 차게 한다 **189**
03	'녹차'보다 '홍차'를 선호하는 이유 **195**
04	몸이 찬 사람은 샐러드보다 조림요리를~ **198**
05	스트레스가 쌓였을 때는 생강과 친해지자 **201**
06	**몸을 덥히는 최강음료 1** - '생강홍차' 로 몸의 중심부터 따뜻하게~ **208**
07	**몸을 덥히는 최강음료 2** - '당근사과주스' 는 생명수 **212**
08	치아 형태와 치아 수를 보면 육류는 되도록 적게~ **218**
09	청국장과 된장국으로 불면증을 몰아낸다 **222**
10	저녁식사 때 먹으면 수면을 돕는 야채들 **225**
11	요주의! 이런 식사는 아침까지 잠을 못 이룬다 **228**

체험수기
아침 단식으로 겨울철 우울병을 개선하고 평온한 생활도 되찾았다! **230**

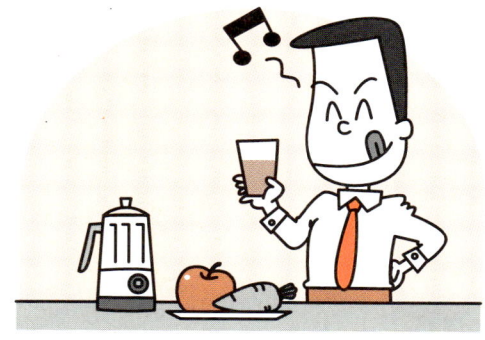

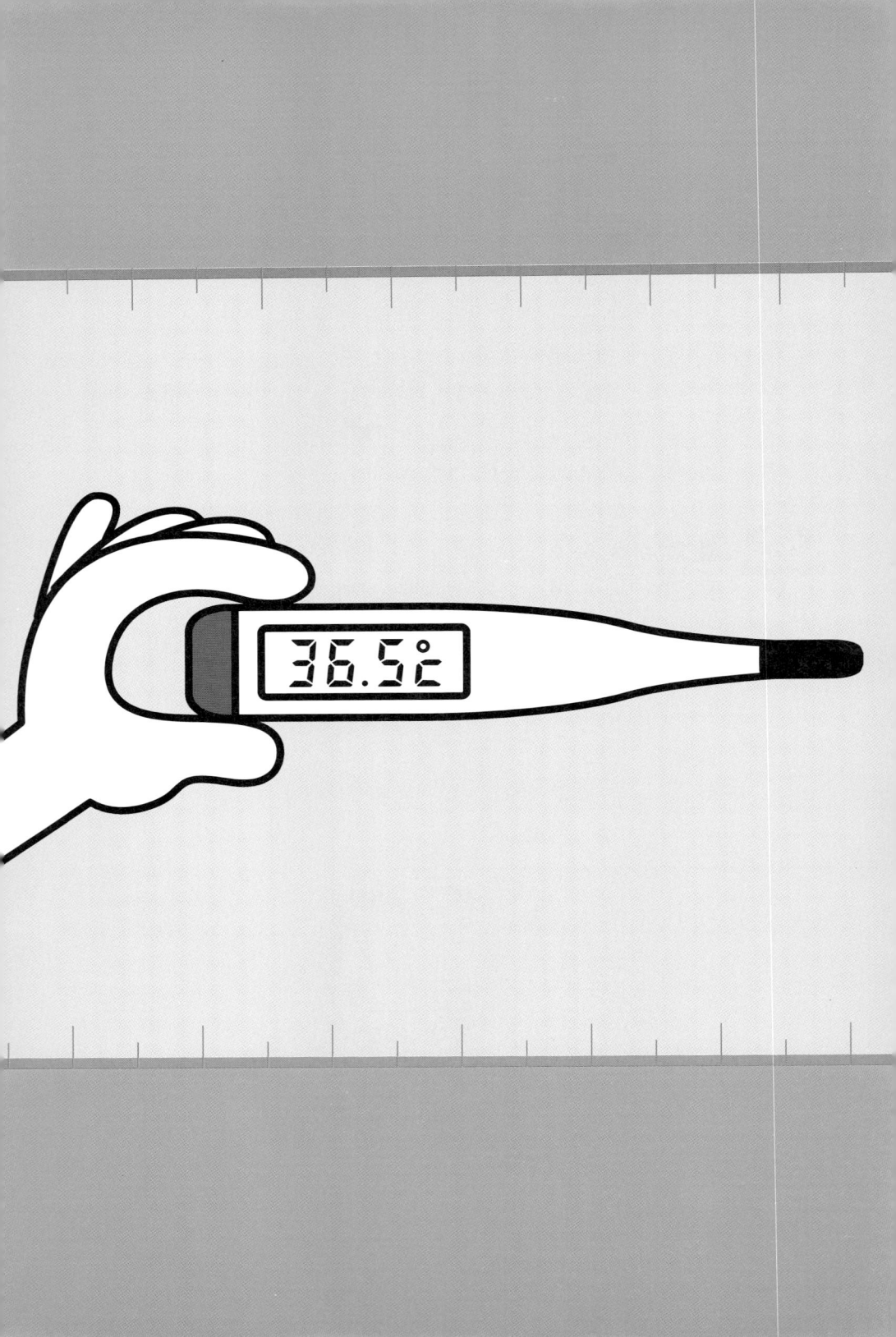

Chapter 01

서양의학이 가르쳐 주지 않는
우울증·스트레스
숨은 진실

서양의학이 해결하지 못하는 우울증 뒤에는 반드시 냉증과 저체온증이 있다.
실제로 우울 증세가 있는 사람의 대부분은 체온이 떨어져 있기 때문에
우울증 진단과 치료의 출발점은 체온부터 재는 것이다.

Chapter 01

01 우울증 뒤에는 **냉증·저체온증**이 있다!

이것은 매일 진찰을 통해 느끼고 있는 일인데 인간은 몸이 차면 마음까지 차가워져 부정적인 생각에 빠지기 쉽다. 기분이 가라앉고 무기력해지거나 자신감을 잃는 등 이른바 우울 상태가 되는 경우가 많다.

여러분은 왜 새가 하늘을 날 수 있는지 알고 있는가?

그것은 체온이 높기 때문이다.

이 이야기는 면역학자인 아보 도오루(安保徹 니가타대학 대학원) 교수로부터 들은 얘기인데, 어떤 새도 체온은 대개 41~43도를 유지하고 있다고 한다. 체온은 열을 말하며 에너지이기도 하다. 그렇기 때문에 열이 높지 않으면 아무리 몸이 가벼운 새라도 중력을 무시하고 하늘을 날 수는 없다. 참고로 타조나 닭이 하늘을 날지 못하

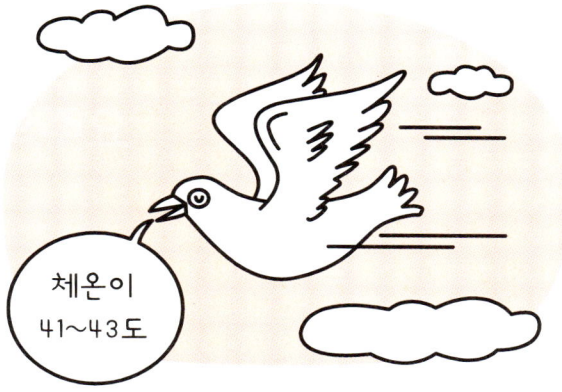

는 이유는 체온이 41도보다 낮기 때문이다.

우리 인간에게는 날개가 없기 때문에 원래 하늘을 날 수는 없지만, 평균체온 36.5도로는 날개가 있어도 날 수는 없을 것이다. 하늘을 나는 것은 고사하고 체온이 낮아지면 중력에 저항하지 못하고 몸이 축 늘어질 것이다. 이것이야말로 우울 증상이다. 이럴 경우 대부분 아침에 일어나기 힘들다, 항상 피곤하다, 집중력이 없어진다, 행동이 둔해진다, 기분이 울적해지고 말수가 적어진다…와 같은 증상을 토로한다.

반대로 체온이 상승하면 인간은 하늘은 날지 못해도 기분은 고조된다. 예를 들면 기뻐서 기분이 고양됐을 때나, 화가 나서 머리가 끓어올랐을 때 얼굴은 상기되고 체온도 높아진다.

맥을 재면 일목요연해진다. 체온과 맥박은 비례해 증감하고, 보통 평균 열보다 체온이 1도 올라가면 맥박 수는 약 10회 증가한다. 건강한 성인이 안정을 취했을 때 체크한 맥박 수는 남성이 1분에 60~80회 정도이지만 즐거울 때, 기쁠 때, 흥분했을 때는 80회 이상이다. 슬플 때, 침울해 있을 때는 60회보다 적어진다.

맥박 수가 적다는 것은 그만큼 혈액순환이 원활하지 못하다는 얘기다. 따라서 몸은 차갑고 앞서 말했듯이 생각이 부정적으로 흘러가기 쉽다. 그리고 부정적인 생각을 하면 더욱더 체온이 내려가는 악순환에 빠진다.

부정적인 사고가 먼저인지 저체온이 먼저인지, 그것은 달걀과 닭의 관계로 어느 쪽이 먼저인지 알 수 없지만 어느 것이든 마음상태와 체온은 크게 관계하고 있다.

Chapter 01

02 몸이 차가우면 **마음**도 차갑고, **기분**도 울적해진다

'감기는 만병의 근원'이라고 흔히 말한다. 처음에는 가벼운 감기라도 저항력이 저하되면 생명을 위협하는 병으로 진전될 수 있다. 따라서 감기를 우습게 보지 말아야 한다.

감기를 영어로 말하면 'Cold'이다. '감기에 걸린다.'를 "catch a cold"라고 한다. Cold란 영문 그대로 '차다'이기 때문에 '찬 것이 만병의 근원'이라는 것을 이 단어는 말하고 있다.

또 다른 한편으로 '마음의 감기'라고 하면 일반적으로 우울증을 가리킨다. 우울증은 그만큼 흔한 병으로 누구나 걸릴 가능성이 있다. 그리고 감기가 몸이 차가운 것에서 오듯 마음의 감기도 마음이 차가운 것에서 오기 때문에 사실 우울증의 근저에는 몸이 찬 냉증이 자리 잡고 있는 것이다.

한의학에서는 기본적으로 몸과 마음은 상관관계가 있다는 뜻의 '심신일여 心身一如'라는 말이 있다.

예를 들면 계속 화를 내다보면 몸의 컨디션이 나빠지는 것처럼, 마음과 몸은 밀접하게 연관돼 있다. 몸이 차면 마음도 차가워 부정적인 사고를 하게 되고, 그 부정적인 사고가 계속되면 더욱 마음이 차가워지고 몸도 차가워지는 것이다.

즉, 몸이 차가워지면 마음도 차가워져 마음이 감기에 걸린다. 그것이 우울 상태다. 반대로 몸이 따뜻하면 마음도 따뜻해져 울적했던 기분도 가벼워진다.

지금 전세계적으로 우울증 환자는 급증하고 있다. 그러나 우울증 환자의 병원 검진율은 그리 높지 않다. 병원 검진율은 25% 내외로 알려져 있다. 병원에서 치료를 받고 있는 사람은 4명 중 1명에 지나지 않는다는 수치다.

실제로 우울증이라는 병명이 붙지 않아도 울적한 사람, 정서가 불안정한 사람, 불면으로 괴로워하고 있는 사람을 더하면 그 수는 몇 배나 부풀 것이다. 확실히 마음의 감기가 만연해 있다.

일본인의 10명 중 1명, 여성으로 한정하면 5명 중 1명이 살아가면서 한 번은 우울증에 걸릴 가능성이 있다고 한다. 우울증은 언제 누가 걸려도 이상하지 않은 병이다. 감기를 방치하면 폐렴으로 생명을 잃을 수 있듯이 마음의 감기로 자살에 이를 수도 있다. 우울증도 가벼울 때 빨리 대처해야 한다.

Chapter 01

03 우울증이 의심되면 **체온**부터 재라

우울증이라 해도 왠지 울적한 기분이 드는 사람부터 자신의 존재 가치를 잃어 자살까지 생각하는 중독 우울증까지 여러 단계가 있다. 그것이 우울증인지 단순히 과도한 스트레스인지는 전문의의 진단을 받아야 한다.

그러나 현재 상황에서는 우울증을 정확하게 진단할 수 있는 검사법은 아직 확립되지 않은 듯하다.

현재 일반적으로 행해지고 있는 것은 '조작적진단표'를 토대로 한 진단법이다. 이것은 9개 항목 중 '울병 기분'과 '흥미와 기쁨 상실(즐기지 못하고 흥미를 갖지 못한다)'을 포함한 5가지 이상의 항목에 해당되면 우울증으로 진단한다.

우울을 호소하는 사람 중에는 파킨슨병과 갑상샘질환처럼 다른 병으로 인해 2차적으로 우울 상태에 빠지는 사람도 있다. 이러한 경우는 신체적인 검사를 통해 본래 앓고 있는 병의 치료를 해야만 하는데 보통은 조작적진단표를 중심으로 한 문진만으로 진단을 내린 것이다.

하지만 이와 같은 검사법에는 가장 중요한 것이 빠져 있는 것 같다. 그것은 체온 측정이다.

우울 증세가 있는 사람의 대부분은 체온이 떨어졌기 때문에 먼저 진단과 치료의 출발점으로 체온을 재야만 한다.

그런데 서양의학에는 이러한 개념이 없다. 따라서 우울증 검사뿐 아니라 각종 건강검진이나 종합건강진단에서도 체온을 기입하는 항목은 없다.

종합건강진단의 검사항목을 보면 신장, 체중, 비만도부터 혈액 검사, 심전도, 간기능, 순환기, 호흡기, 소화기, 신장기능 등으로

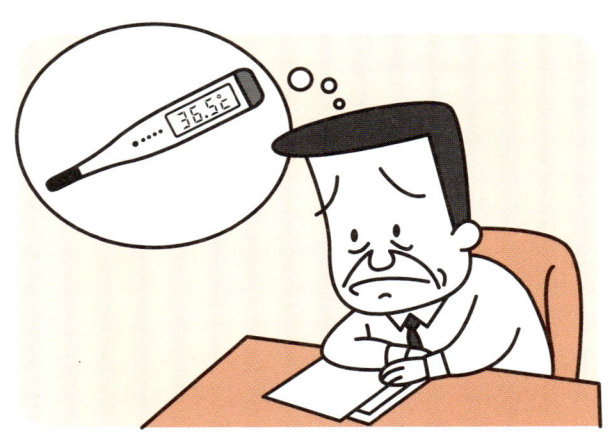

검사항목은 몇 십 항목에 이르는 데도 가장 기본적인 항목, 일명 체온을 측정하는 조항이 없다. 이는 모순이 아닐 수 없다.

필자는 일상적으로 진찰할 때 반드시 체온을 측정한다. 체온을 측정하지 않으면 진단이 나오지 않고 치료도 시작되지 않는다. 그러나 서양의학은 체온의 저하가 만병의 근원이라는 사실을 생각지도 못하고 체온의 중요성을 깨닫지 못하는 듯하다.

"우울증이 의심되면 먼저 체온부터 재라!" 소리 높여 외치고 싶다.

그런데 일상에서의 체온은 걷거나 움직임 등에 좌우가 많이 되고, 유동성이 많으므로 아침에 일어나서 기초체온을 재는 습관이 매우 좋다. 이는 임신을 원하는 여성뿐 아니라 남녀를 떠나 모든 이에게 자신의 기초적인 체온패턴을 알 수 있는 좋은 습관일 수 있다.

Chapter 01

04 스트레스가 계속되면 전신의 **혈액순환**이 되지 않는다

스트레스가 우울증의 도화선이 되는 것은 흔히 있는 일이다. 스트레스라고 해서 육친의 죽음이나 이혼, 별거, 실연, 실업, 정리해고, 도산과 같은 부정적인 스트레스만 있는 것이 아니다. 출산, 승진, 이사, 전직과 같은 즐거운 일이나 변화도 스트레스가 되며, 그것이 우울증의 도화선이 된다.

 스트레스를 의학용어로 세간에 알린 사람은 노벨생리학 의학상을 수상한 캐나다의 한스 세리에 박사다. 세리에 박사의 스트레스 학설을 설명할 때 고무공이 자주 예로 나온다. 외부에서 고무공에 힘을 가하면 공은 움푹 들어간다. 고무공이 우리들 심신이라고 하면 공에 가해진 외부로부터의 힘은 스트레서(stressor : 스트레스를 주는 자극)이다. 스트레서는 정신적인 것만이 아니라 추위나 더위, 바람,

습도, 통증이나 열 등 외적 요인이나 육체적인 것 등 다양하다.

스트레서로 인해 심신에 부담이 되면 이에 대항하기 위해 부신(副腎: 좌우의 콩팥 위에 있는 내분비샘)으로부터 아드레날린이나 코르티솔 호르몬이 분비된다. 이것은 교감신경을 자극하는 호르몬으로 혈관을 수축시켜 혈압을 상승시킨다.

고대에는 포획물을 획득하기 위해 교감신경이 흥분돼 있는 편이 싸우고 싶은 의욕을 증가시켜 힘도 생기게 했을 것이다. 그러나 오늘날 인간사회에서는 좋은 방향으로만 작용하지 않는다. 순간적으로 혈류는 좋아지지만 스트레스가 계속되면 혈관은 수축돼 가늘어지고 점차 전신에 혈액을 원활히 전달 수 없게 되기 때문이다.

그 결과는 자못 심각하다. 몸이 차가워지고 체온이 내려간다. 우울증이 있는 사람이 저체온인 것은 스트레스로 인해 혈류가 나빠진 것도 큰 요인이다.

심한 스트레스를 받으면 하룻밤에 백발이 되는 경우도 있다. 한의학의 음양론에서는 흰색은 음의 색이고, 백발은 음성체질의 특징이며, 몸이 차가워진 상태라고 했다. 이런 문헌을 보더라도 스트레스로 인해 체온이 낮아지면 우울증에 쉽게 걸린다는 사실을 알 수 있다.

여담이지만 세리에 박사는 말년에 암과 싸우면서 "서양의학적 치료는 받고 싶지 않다."라며 민간요법을 포함한 각종 요법을 시도했다고 한다. 마지막으로 감사하는 것이야말로 마음의 안녕으로 이어진다는 사실을 깨닫고 모든 것에 감사의 마음을 가졌더니 암이 나았다는 경험을 했다고 한다.

감사의 마음을 갖는 것도 스트레스에 저항하는 하나의 수단이다.

Chapter 01

05 두통·어깨결림을 무시하면 안 된다

많은 사람들이 우울증에 대해 잘 모르고 있다. 그러다보니 증상이 심해진 후에야 비로소 우울증의 심각성을 자각하기 시작한다. 혹시 나는 괜찮을까 걱정스럽다면 우울증 조짐이 있을 때 나타나는 자각증상을 참조하자. 일반적으로 다음과 같은 증상이 나타났을 때 우울증의 조짐이 있다고 진단한다.

우울증 조짐이 있을 때 스스로 느낄 수 있는 자각증상
- 이유도 없이 슬프고 우울한 기분
- 집중력, 결단력이 없어진다.
- 자신감을 잃는다.
- 자기 자신을 책망한다.

- 잠이 오지 않고 아침 일찍 잠에서 깬다.
- 식욕이 없고 성욕이 감퇴했다.

우울증 조짐이 있을 때 타각적인 증상

- 아침에 일어나지 않고 신문을 읽으려고 하지 않는다.
- 동작이 둔하고 말수가 적어진다.
- 업무가 빠르게 정리되지 않고 실수가 많아진다.
- 여성은 복장에 신경을 쓰지 않는다.

이러한 정신적인 증상과 함께 두통, 피로감, 동계(動悸: 심장의 고동이 심하여 가슴이 울렁거리는 일), 호흡곤란, 현기증, 위장의 불쾌감, 어깨결림 등의 신체증상도 나타난다.

그러나 개중에는 정신 증상은 겉으로 나타나지 않고 신체 증상만 나타나는 경우도 있다. 이러한 신체 증상의 이면에 정신 증상이 숨어있는 우울을 '가면우울증' 이라 한다.

가면우울증에 걸리면 좀처럼 우울 증세가 발견되지 않는다. 내과를 몇 곳이나 전전하고 아무리 검사를 받아도 이상이 발견되지 않기 때문에 우울증이 만성화된다. 또 자율신경실조증으로 진단받아 전혀 다른 치료를 받는 경우도 있다.

그러나 어깨결림, 동계, 두통, 피로감 등의 증상은 한의학에서 말하는 '냉증' 의 대표적인 증상이다. 기의 흐름이 나빠져 체내에 물이 정체되고 몸을 차게 만든 상태이기 때문에 우울 증상으로 본다.

한의학적으로 말하면 우울증은 '기허(氣虛:기력이 허하다)', '기울(氣鬱:기가 한 곳에 몰려 잘 순환하지 못하는 병리현상)'로 기가 부족해서 발생하는 병이다. 기란 혈과 물의 흐름을 좋게 하고 인간의 생명활동 전부를 활성화하는 에너지다. 때문에 기가 부족하면 몸에 불쾌한 증상이 나타나는 것은 당연하다. 앞서 소개한 원인불명의 신체 증상이 나타나면 우울증을 의심해 볼 필요가 있다.

Chapter 01

06 한밤중에 잠이 깨는 사람은 몸이 **차가운 상태**다

천식 발작, 이형협심증 발작, 위궤양이나 십이지장궤양의 통증 발작…. 모두 밤부터 아침 무렵에 걸쳐 3~5시 사이에 일어나는 경우가 많다. 왜냐하면 그 시간대가 하루 중 체온이 가장 낮아지기 때문이다.

또 하루 중 이 시간대에 자살하는 사람이 많다는 것도 일본 후생노동성의 조사로 밝혀졌다. **사실 오전 3~5시는 사람이 죽음에 가장 가까워지는 '마의 시간대'다.**

우울증이 있는 사람이 잠에서 깨는 시간도 주로 이 시간대다. 해가 뜨기 전은 외부 기온도 가장 낮기 때문에 저체온에다 외부의 추위가 더해져 잠에서 깨는 것이다. 잠에서 깨지 않으면 체온이 떨어져 죽을 위험마저 있기 때문에 몸이 자연히 각성하는 것이다.

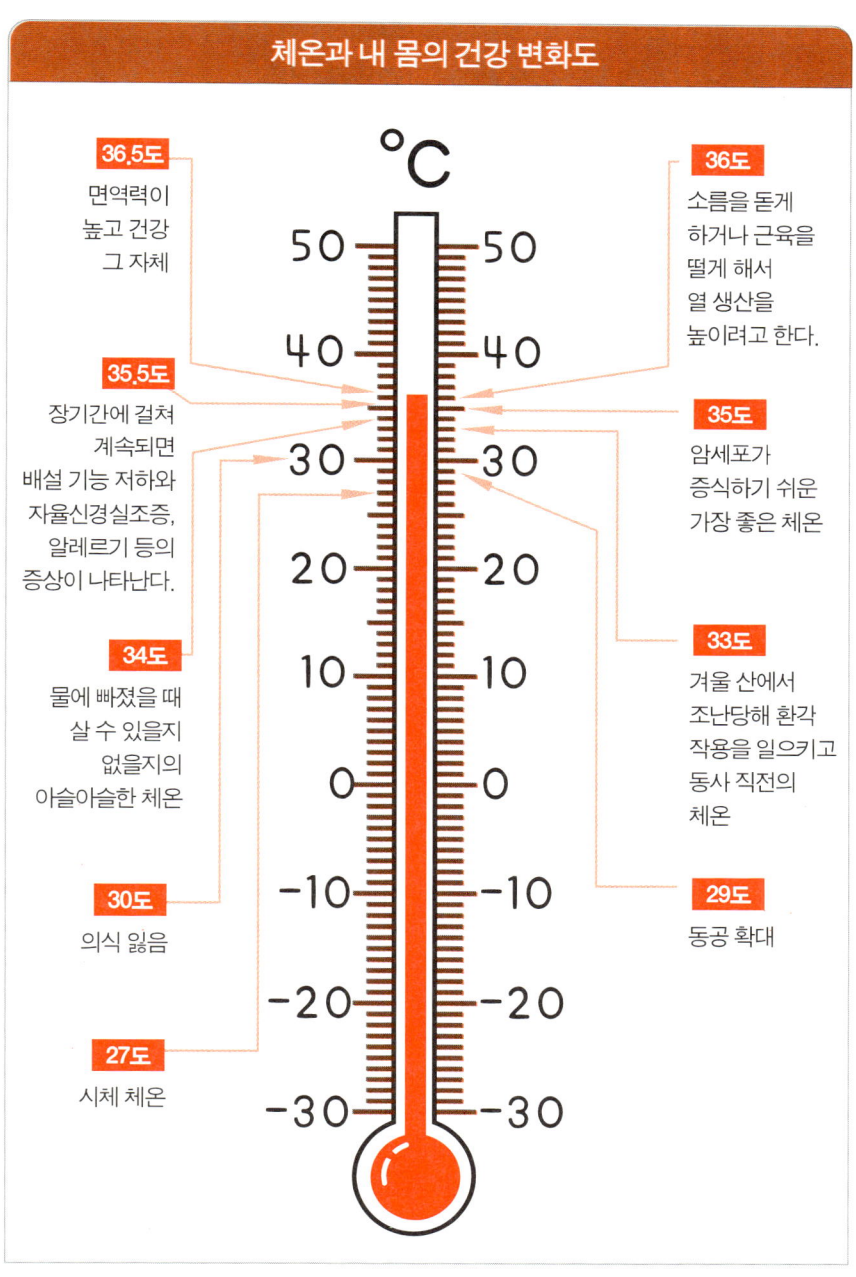

체온이 너무 떨어지면 앞에 기다리고 있는 것은 죽음이다. 체온이 30도를 밑돌면 사람은 의식불명이 되고 29도에서 동공이 열린다. 그렇게 되기 전에 인간의 방어본능이 잠을 깨우는 것이다.

오전 3~5시 시간대에 식은땀을 흘리는 사람도 있다. **땀은 보통 체온을 낮추기 위해 흘리는 것이다. 그러나 덥지도 않고 운동도 하지 않았는데 흘리는 식은땀은 체내에 쌓인 물을 버리고 몸을 따뜻하게 하려는 몸의 반응이다. 그만큼 몸이 차가워졌다는 얘기다.**

한밤중인 3시라는 시간에 눈을 뜬 우울증에 걸린 사람은 그때부터 마의 시간을 보낸다. 우울 증세가 있는 사람이 잠에서 깼다고 해도 일어나서 뭔가를 하는 것은 아니다. 우울이란 애초에 기력이 빠진 상태이기 때문에 중력에 거슬러 일어날 수도 없다. 그럼 다시 잠을 청할 수 있는가 하면 저체온에 몸이 식었기 때문에 잠들 수도 없다. 이불 속에서 부정적인 생각, 힘든 일, 슬픈 일을 계속해서 떠올리며 점점 잠을 이루지 못하게 된다.

오전 3~5시 경 해 뜨기 전은 자율신경의 스위치가 바뀌는 시간대다. 편안하게 쉬는 안정적 모드인 부교감신경에서 활동모드인 교감신경으로 변환하는 시간인데, 이 시간대에 잠에서 깨면 자율신경의 교체에 문제가 생긴다. 그렇기 때문에 우울증이 있는 사람은 몸이 활동모드로 바뀌지 않고 최악의 상태에서 아침을 맞이하는 처지가 된다.

Chapter 01

07 불면증이 심한 사람은 대부분 몸이 차다

우울 증세나 강한 스트레스 상태가 되면 마음이 울적해질 뿐 아니라 불면을 호소하는 사람이 많아진다.

불면에는 잠이 잘 안 오는 입면장해, 밤중에 몇 번이고 잠을 깨는 중도각성, 잠이 얕아 숙면을 취하지 못하는 숙면장해, 이른 아침에 잠에서 깨 잠들지 못하는 조조각성이 있다. 우울 증세가 있는 사람에게 많이 나타나는 것은 조조각성이다.

잠을 자지 못하면 전날의 피로가 풀리지 않기 때문에 아침이 되어도 이불 속에서 나오지 못한다. 게다가 **우울 증세가 있는 사람은 오전 중은 특히 체온이 낮기 때문에 더욱 일어날 수 없다.** 자야 할 시간에 제대로 자지 못하면 오전 중은 두뇌 활동도 힘들어진다. 우울 증세가 있는 사람의 90%는 이러한 불면에서 오는 적신호가 있다.

불면을 일으키는 주원인은 스트레스다. 스트레스를 받으면 스트레스호르몬인 코르티솔이 분비되고, 교감신경을 흥분시키는 노르아드레날린(분노와 경쟁을 유발하는 호르몬)과 아드레날린의 분비가 촉진된다. 이로 인해 교감신경이 흥분되고 기분이 흥분돼 잠을 이룰 수 없다.

일단 잠을 이루지 못하면 여러 가지 걱정거리나 불안이 잇따라 떠오른다. 실패나 실수를 해서 자신을 책망하기도 하고, 항상 사소한 일로 고민하고, 앞날이 불안해지기도 해 생각하면 생각할수록 잠을 이룰 수 없다.

못된 짓을 한 사람일수록 잠을 잘 잔다는 말이 있는데 그렇다고 틀린 말은 아니다. 우울증에 빠지기 쉬운 사람은 성실하고 노력형, 책임감이 강하고 주위 사람을 지나치게 배려하는 사람이 많다. 소위 좋은 사람이다. 그렇기 때문에 자신을 책망하는 것이다.

신경이 둔하고 어디서든 바로 잠들 수 있는 사람은 우울과 완전히 동떨어져 있다고 해도 좋다. 실제로 머리만 닿으면 바로 잠이 들어 하룻밤 동안 잠에서 깨지 않고 아침에 기분 좋게 눈을 뜨는 사람은 우울증에 잘 걸리지 않는 사람이다.

불면증도 사실은 저체온과 관계가 깊다. **잠이 오지 않는다고 호소하는 사람의 대부분은 냉한 체질로 '두열족한頭熱足寒' 상태에 있다. 이것은 건강의 원칙인 '두한족열頭寒足熱'과 정반대 상태다.**

손발이 찬 데도 반대로 머리에 피가 몰려 뇌 속이 충혈돼 뇌의 신경이 쉬지 못한다. 즉, 교감신경이 긴장한 각성상태에 있는 것이다. 이렇게 되면 깊은 잠을 이룰 리 없다.

잠자는 것이 일인 아기는 체온이 높고 손발이 따뜻하다. 어른이라도 기분 좋은 잠을 잘 때는 손발이 따뜻해져 두한족열 상태가 된다. 밤에 전혀 잠을 이루지 못하는 불면증이 있는 사람이라도 초겨울의 따뜻한 날씨에 따뜻한 햇살을 받으면 이내 선잠을 자는 일이 있다. 이것은 체온이 올라가 기분이 좋아지기 때문이다.

따라서 한의학에서 내놓는 불면증 약은 일부 예외를 제외하고 대부분이 몸을 덥히는 약이다(간혹 양성체질이면서 불면증이 있는 사람의 경우는 달라지지만…).

그러나 **서양의학에서 내놓는 불면증 약은 예외 없이 몸을 차갑게 만드는 약이다.** 때문에 일시적으로 증상이 개선되어도 장기적으로 보면 오히려 몸이 차가워져서 불면증이 심해지는 경우가 있다.

의사의 말대로 수면제를 먹을 것이 아니라 근본적 원인인 몸의 냉증을 제거하고 신체를 두한족열 상태로 만들어야 한다.

Chapter 01

08 신문을 읽고 싶은 마음이 들지 않는 사람은 요주의!

"아침에 일어나지 못한다."

"아침 신문을 읽을 기분이 들지 않는다."

이런 증상이 나타나면 우울증의 위험신호다. 우울 증세가 있는 사람은 예외 없이 아침부터 오전에 걸쳐 컨디션이 좋지 않다. 불안감이나 절망감에 시달리면서 침울하게 시간을 보낸다. 하지만 오후가 되면 조금씩 기분이 좋아진다. 그리고 저녁에는 마치 오전 중의 슬럼프가 거짓말 같이 느껴질 정도로 건강해지는 경우가 많다.

지식이 있는 사람이라면 이러한 기분의 변동이 체온의 변화와 연결돼 있다는 사실을 깨닫게 될 것이다. 체온은 하루 종일 일정하지 않고 변동이 있다. 동트기 전 오전 3~5시 정도가 가장 낮고, 그 뒤로 서서히 올라가 오후 2~5시 경이 가장 높아진다. 온도차는

0.5~1도 이내로 숫자적으로는 크지 않지만 몸에 미치는 영향은 결코 적지 않다.

체온의 변동과 우울한 기분은 크게 상관된다. 체온의 변동은 외부 기온의 영향도 받는다. 맑은 날의 기온 변화를 보면 새벽녘 기온은 가장 낮고 오후 2시경이 최고가 된다(날씨가 안 좋은 날은 제외). 이것은 체온의 변동과 거의 겹쳐진다. 즉, 우울증이 있는 사람은 외적 기온도 체온도 낮은 아침이나 오전에 컨디션이 좋지 않고, 외적 기온이나 체온의 상승과 함께 기분도 궤도에 오르는 것이다.

추워서 체온이 떨어지면 몸은 움츠러든다. 등을 굽히고 손발을 안쪽으로 모으는 행동을 보이는 것도 체온을 밖으로 빼앗기지 않기 위해서다. 그러나 따뜻해져 체온이 올라가면 몸이 자연히 열리고 손발이 펴지면서 활동적이 된다. 사람만이 아니라 자연계 모두가 그렇다. 연꽃은 아침에 꽃잎을 닫고 있어도 태양이 떠올라 따뜻해지면 큰 꽃송이를 연다. 벚꽃도 봄이 오면 꽃봉오리가 부풀어 올라 만개한다.

사람의 마음도 마찬가지다. 따뜻해져 손발이 펴지고, 몸이 밖으로 향하면 마음도 자연히 열린다. 반대로 추워서 차가워지면 몸은 안으로 웅크러지면서 기분도 울적해진다.

한방에서는 2천 년 전부터 기울증이 있는 사람에게는 기를 여는 약을 처방해왔다. **대표적인 생약이 차조기와 생강이다.** 지금도 이 둘은 우울증의 묘약이다.

Chapter 01

09 남자는 여자보다 **스트레스**에 약하다

우울증은 여성이 걸리기 쉬우며 남녀 비율은 약 1 : 2다. 여성은 남성의 약 2배나 우울증에 걸리기 쉽다고 한다.

한의학 이론에서도 수긍하는 부분이다. 여성은 근육이 적고 물살인 사람이 많다. 비에 젖으면 몸이 차가워지듯이 체내에 물이 고이면 몸이 차가워져 저체온이 되기 쉽다. 그리고 저체온이야말로 우울을 초래하는 근본 원인이기 때문이다.

그런데 자살자의 통계를 보면 남성의 자살자는 여성의 약 3배다. 자살자 전체의 약 70%를 남성이 차지하고 있다. **왜 우울증은 여성이 많은데 자살자는 남성이 많은 것일까?**

그 이유는 다음과 같이 해석할 수 있다. 여성은 우울증에 걸려도 자살을 하는 사람이 적은 반면, 남성은 우울증에 걸리면 자살이라는 선택지를 고르는 사람이 많다. 이같은 남녀의 차이는 기가 강하고 약함의 차이에서 온다고 본다.

'기氣'를 간단하게 말하면 몸속을 흐르고 있는 생명에너지로 한의학의 독특한 개념이다. 남성 여러분은 여성의 강한 기를 매일 실감하고 있겠지만, 기가 강하고 약하다는 말은 마음씨와 정신만의 문제가 아니고 생명에너지로 직결되는 것이다.

남성은 태어날 때부터 생물학적으로 여성보다 약하고, 자연유산으로 사망하는 것도 남아가 많다. 출생률에서는 남아가 1.05배나 많이 태어나지만 고령이 될수록 여성이 많아지는 것도 잘 알려진 사실이다. 애초 남아 출생률이 높은 것도 남아가 살아남을 확률이 낮은 것을 전망한 일이라고도 할 수 있다.

정신적인 면에서도 남성은 여성보다 약하고, 어릴 때의 자폐증은 5배, 소아 정신분열증은 10배나 남자가 여자보다 많이 발병하고 있다. 즉, 남성은 심신과 함께 기(생명에너지)가 약하게 태어났다.

게다가 추격하듯이 저체온화가 남성을 위협하고 있다. 한의학의 음양론에서 보면 남성은 원래 양성체질이지만 양성체질인 남성이 저체온이 되면 저항력이 없는 만큼 여성 이상으로 위험이 크다.

반대로 여성은 남성과 마찬가지로 불행한 체험을 해도 죽음을 택하는 일이 남자보다 적다. "생명의 선조는 원래 암컷이었다."라는 유전학적인 안목에서 봐도 여성은 기(생명에너지)가 강한 것 같다.

Chapter 01

10 아내를 잃은 남편은 왜 갑자기 **건강**을 잃을까?

남성의 생명력이 여성보다 약한 것은 배우자를 먼저 보낸 남녀를 봐도 알 수 있다. 환갑을 지나 배우자를 잃은 경우 아내를 먼저 보낸 남성은 수년 내에 죽을 확률이 높다. 극단적인 경우 아내의 뒤를 쫓듯 바로 따라 죽는 경우도 적지 않다.

한편, 여성의 경우는 어떨까? 남편을 잃은 아내는 처음은 슬픈 나날을 보내지만 반 년, 1년 날이 갈수록 건강해져 2년이나 되면 오히려 자신의 인생을 구가하는 듯하다.

실제로 아내를 먼저 보낸 남편의 수명은 짧아지지만, 남편을 먼저 보낸 아내의 수명이 짧아지는 일은 없는 듯하다. 평균수명과 거의 변하지 않는다는 기록도 있다.

아내를 먼저 보낸 남편의 대부분은 여성과 같이 기분 전환을 잘 못하는 것 같다. 혼자 남겨져 무기력해지고 살아갈 의욕을 잃어버린다. 지금까지 옆에서 큰소리치는 대상으로 삼았던 상대가 없어지는 것이기 때문에 낙심하고 무엇을 해도 즐겁지 않은 것이다. 이것이야말로 우울증 상태이며 살아갈 의미조차 잃어버리는 것이다.

한의학의 음양론에서는 여성은 음陰, 남성은 양陽으로, 본래 여성이 우울증에 걸리기 쉽다는 것은 앞에서 기록한 대로다. 더욱이 남성호르몬은 양陽으로 몸을 따뜻하게 하는 작용이 있으며, 여성호르몬은 음陰으로 몸을 차갑게 만드는 작용이 있다.

체열은 약 40%가 근육으로 만들어진다. **근육운동을 하면 근육에서 남성호르몬의 분비가 촉진돼 체온이 올라간다.** 여성에게도 남성호르몬은 있지만 근육이 적은 여성은 원래 남성호르몬 생산은 적고 불필요한 남성호르몬은 간장에서 해독된다.

남성호르몬이 많은 남성은 본래 우울증에 잘 걸리지 않지만, 스트레스나 음식, 환경의 변화 등으로 현대인의 평균 체온이 낮아지면서 **남성에게도 저체온으로 인한 음성체질이 증가했다.** 원래 음성체질인 여성은 냉증에 대한 면역력이 있지만, 양성체질인 남성에게는 면역력이 없다. 때문에 냉증에 약해 여성 이상으로 냉증에 반응하게 된다.

커다란 스트레스를 받으면 몸은 차가워진다. 아내의 죽음이라는 스트레스가 원래 냉증에 약한 남성을 직격하고, 몸을 차갑게 만들어 우울 상태로 이끄는 것은 쉽게 상상할 수 있다.

Chapter 01

11 왜 월요일 아침에 **사고**가 많을까?

"월요일 아침, 사상 사고로 출근 도중 역에서 발이 묶이다!"

이런 경험을 해본 사람이 많을 것이다. 이상하게도 전철 사상 사고는 월요일에 많다. 그 이유도 저체온과 관계없지는 않을 것이다.

토, 일요일 휴일이 끝나고 월요일부터 또 일을 해야만 한다는 울적한 기분이 들면서 출근하기 싫어하는 사람이 적지 않다. 이것을 블루먼데이 증후군, 또는 월요병이라고 한다. 월요일에는 정신상태가 가장 좋지 않은 날로 자살률이 가장 많다는 것을 알 수 있다. 일본의 후생노동성의 자살사망통계에 의하면 1일 평균 자살 사망자가 가장 많은 것은 월요일이며, 주말로 갈수록 적어진다. 여성의 자살은 요일로 인한 차이는 없지만 남성의 자살은 이러한 경향이 현저하다.

마음뿐 아니라 몸의 적신호를 호소하는 날도 월요일이다. '무기력하다', '위장이 좋지 않다', '감기 기운' 등 몸의 부진을 호소해 더욱 출근하기 싫어진다.

또 49~55세 중년층의 뇌졸중 발작은 월요일에 가장 많고 근로 남성의 급성심근경색도 월요일이 가장 많다는 사실이 보고됐다. **직장인에게 월요일은 마의 요일이다. 이것도 저체온이 관계됐을 가능성이 높다.**

지금은 많은 회사가 주 5일제로 토, 일요일로 휴일이 이어지는 경우가 많다. 이틀이나 집에서 쉬면 체온이 떨어진다. 체온이 낮아지면 기분이 가라앉는 것은 앞에서 기록한 대로다. 마음 편히 지내서 체온이 떨어져 있는 데다 월요일부터 시작되는 회사의 스트레스로 더욱 몸이 차가워져 심신과 함께 컨디션이 무너져버린다.

Chapter 01

12 따돌림·등교거부도 **냉증**이 **원인**?

아이들이나 약자를 둘러싼 다양한 행동이 사회 문제화 되고 있다. 따돌림, 자살, 등교 거부, 집 안에 틀어박힌 생활, 가정 내 폭력 등의 문제 행동은 음陰의 마음이 일으키는 음습한 행위다. 저체온이 가져오는 마음의 병에 지나지 않는다고 생각한다.

한의학에서는 우주의 모든 사상을 상반된 음과 양의 두 가지 측면으로 분류해 받아들이고 있다. 이 음양론에 관해서는 다음에 자세히 기록하겠지만 음은 양의 반대로 냉증을 나타내고 습濕은 문자 그대로 수水이다. 즉 음습한 행위는 모두 냉증과 물에 관계돼 있다.

등교를 거부하는 아이들이라 해도 항상 학교에 가기 싫어하는 것은 아니다. 아침에 일어나기 힘들고 오전 중에는 컨디션이 좋지 않다. 오후가 되면 컨디션이 좋아져 학교에 가보고 싶다고 생각하지만 벌써 수업은 끝날 시간이라 그때 가봐야 소용이 없다. 그래서 점점 학교에 가지 않게 되는 것이다.

즉, 학교에 가고 싶지 않은 것은 아침이나 오전 중 체온이 낮을 때뿐으로 체온이 올라가는 오후가 되면 가고 싶어지는 것이다.

특히 월요일은 이러한 경향이 현저해진다. 심신 모두 활동적인 평일과 달리 토, 일요일은 집에서 움직이지 않고 푹 쉬는 일이 많기 때문에 체온도 낮아지는 경향이 있다. 월요일 등교 거부가 많은 것은 체온 저하가 이어지기 때문이다. 효과적인 대응책은 뒤에 기록되어 있으므로 참고하면 좋다.

계절로 말하면 기온이 올라가고 체온도 높아지는 여름은 본래 등교 거부는 적을 것이다. 그런데 한창 뜨거운 여름에는 공교롭게도 여름방학이 있어서 학교에 가고 싶어도 갈 수 없다. 겨울은 춥고 체온도 낮기 때문에 학교에 갈 마음이 생기지 않는다. 이렇게 등교 거부가 1년간 계속되면 집안에 틀어박히는 생활이 시작된다. 이런 현상은 모두 체온과 연동된다고 생각한다.

등교 거부 아이들에게는 다음과 같은 정신적·신체적 특징이 있다는 사실이 밝혀졌다. 정신적으로는 울병 상태나 절망감·집중력·기억력 저하 등이다. 신체적으로는 만성적으로 지속되는 피로감·두통·동계·호흡곤란·현기증·환청·불면·설사·변비 등의 부정수소不定愁訴라 불리는 증상이다. 여기서 말하는 부정수소란 원인을 잘 모르는 신체의 다양한 증상들을 일컫는 말로 자율신경실조증으로 이해되기도 한다.

벌써 감이 오겠지만 이러한 정신적·신체적 증상은 우울증이 있는 사람의 특징적인 증상이기도 하다. 그리고 한의학적으로 말하면 모두 음의 심적 상태이며, 음의 신체적 증상이다.

음은 몸이 차가워진 상태이지만 몸이 지나치게 차면 인간의 몸은 그 체온을 높이기 위해 교감신경의 활동을 강요하기도 하고, 스스로 몸을 움직여 근육을 사용하려고 한다. 근육은 인체 최대의 발열기관으로 근육을 움직이면 체열이 상승하기 때문이다.

아이들이 갑자기 화를 낸다거나 가정 내에서 난폭하게 구는 것도 몸을 움직인다거나 손발을 발버둥침으로써 차가워진 몸을 따뜻하게 하려는 것이다.

40~50년 전만 하더라도 어릴 때 친구들끼리 싸움은 자주 있었지만 음습한 따돌림이나 자살은 거의 없었다. 왜일까? 그것은 밖에서 건강하게 뛰놀면서 체온이 높아졌기 때문이다.

그런데 지금의 아이들은 공부하느라 바쁘고, 놀이라 해도 TV나 게임이 고작이다. 실내에서 꿈쩍하지 않는 일이 많다보니 일반적으로 운동이 부족하다.

게다가 겨울에도 난방이 된 방 안에서 차가운 아이스크림을 먹는다거나 청량음료수를 마시고 있다. 이렇게 몸을 차게 만드는 습관을 1년간 길들이면 체온이 낮아지는 것은 당연하다. 게다가 욕조에는 전혀 들어가지 않고 샤워로 끝내는 일이 많은 생활이다. 생활습관에서 오는 저체온화가 아이들의 마음이나 신체를 좀먹고 있다.

그 증거로 지금의 아이들은 체력과 운동능력은 떨어졌는 데도 체격은 극도로 좋아졌다. 30년 전과 비교하면 6학년인 남자아이가 신장은 2.5cm, 체중은 3.1kg이나 증가했다. 여자아이도 마찬가지로 신장, 체중 모두 증가했다.

사실 키가 커진다는 말은 우주에서 가장 뜨거운 물체인 태양을 향해 자란다는 것이다. 다시 말하면 몸이 차가워졌다는 얘기다. 이렇게 말하는 데는 차가워진 몸을 따뜻하게 하기 위해 태양의 열을 찾아 위로 자라고 있다고 볼 수 있기 때문이다.

그리고 태양은 음의 반대 극에 있는 양 그 자체다. 신장 상태, 확장 상태라고 하는 것은 동양의학의 음양론으로 말하면 음의 상태다. 키만 멀쑥하게 자라고 퉁퉁하게 살이 찐다. 모두 음성체질의 전형이지만 이 음성체질이야말로 우울증에 걸리기 쉬운 체질이다.

Chapter 01

13 패닉 발작은 **체온**을 높이려는 반응

최근 몇 년 사이 우울증과 나란히 증가하고 있는 것이 패닉장해다. 패닉장해란 전철에 탔을 때 갑자기 기분이 나빠져 강한 불안감에 휩싸이는 병이다.

가슴이 두근거리는, 호흡 곤란, 맥박이 빨라지는, 식은땀이 나는, 손발이 떨리는, 현기증과 구토가 나는 증상을 동반한다. 이러한 패닉 발작은 강한 불안감과 죽고 싶을 정도의 공포감을 나타낸다. 이것이 패닉장해의 특징인데 검사를 해도 이상은 발견되지 않는다. 그러나 발작이 또 일어나는 것은 아닌가 하는 강한 불안(예기불안)감에 사로잡혀 외출도 마음 놓고 할 수 없다.

이 병은 이전에는 불안신경증으로 진단되었지만 차츰 병 상태가 명확해지고 1980년에 패닉장해(공황장해)라는 하나의 병으로 통

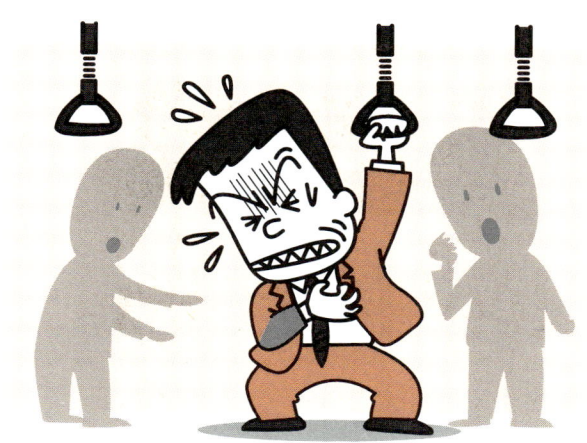

일되었다.

　패닉 발작과 같이 갑자기 일어나는 몸의 이변은 사실 체온을 높이기 위한 몸의 반응이다.

　저체온이 되면 몸은 죽음의 위험을 감지한다. 그래서 몸은 교감신경을 긴장시켜 신경전달물질인 아드레날린이나 노르아드레날린 등의 호르몬을 방출하고 발작을 일으켜 체온을 높이려는 것이다.

　실제로 패닉장해는 뇌 속 아드레날린계의 활동이 과잉으로 반응하기도 하고 세로토닌계의 기능부전이 지적되었다. 치료약도 세로토닌 농도를 높이는 SSRI라는 우울병 약이 효능이 있다고 알려졌다. 이와 같은 사실에서도 패닉장해와 우울증은 매우 가까운 병의 상태로 근본적인 원인에 저체온이 있다는 것을 의심할 수 있다.

갑자기 흥분하고 감정 컨트롤이 되지 않아 히스테리 증상이나 아이의 다동증(多動症 : 행동을 조절할 수 없는 매우 부산한 상태)도 패닉장해와 마찬가지다. 흥분하거나 몸을 움직임으로 인해 체열을 높이는 것이다. 앞서 설명한 이성을 잃은 아이나 가정 내 폭력과 동일한 현상이 일어난다.

우리들 몸에 일어나는 반응의 대부분은 몸의 이상을 정상 상태로 되돌리려는 치유반응이다. 예를 들면 다음과 같은 현상이다.

발열은 박테리아나 노폐물을 태우려는 반응, 설사나 구토는 체내 여분의 물과 노폐물을 밖으로 배설하려는 반응, 발진은 체내의 독소를 피부를 통해 내보내려고 하는 반응이다. 그렇다면 패닉장해나 히스테리 발작도 발작을 통해 몸을 정상 상태로 되돌리려는 반응임에 틀림없다.

우울이나 패닉장해도, 히스테리, 자리에 앉지 않고 잡담이 멈추지 않는 다동증도 근원을 짚어보면 원인은 냉증과 물로 인한 저체온에 있다고 생각한다. 이것이 사람에 따라서는 우울증이나 패닉장해, 히스테리 또는 노이로제 등 다양한 형태로 나타나는 것이다.

반대로 체온이 높은 사람 중에 우울증이나 패닉장해, 히스테리를 일으키는 사람을 그다지 본 적이 없다.

왜 패닉장해나 다동증, 히스테리가 일어나는 것일까? 대중요법으로 단지 약을 처방하는 것이 아니라, 근본 원인에 눈을 돌리지 않으면 이들 병은 고칠 수 없을 것이다.

체험수기

체온 건강법으로 죽음까지 생각한 우울증을 극복했다!

W씨(주부, 전직교사, 54세)

5년 전, 나는 직원회의 후 교직원실에서 갑자기 의식을 잃고 쓰러졌다. 구급차로 병원에 실려가 검사를 받았지만 내과 문제는 없었고 정신과로 돌려졌다. 진단은 우울증이었다.

언제부터 우울증이 시작되었는지는 알지 못한다. 지금 생각하면 쓰러지기 2년 전부터 이상한 일은 있었다. 꼼꼼한 성격인 내가 책상정리를 할 수 없게 되고 항상 피로감이 있었기 때문이다. 하지만 병약한 체질로 여러 지병을 안고 있던 것과 갱년기라는 사실도 있어서 그 탓인가 생각했었다.

나의 우울병은 승진우울병으로 교감으로 승진한 것이 계기가 되었다. 본래 즐거운 일인데도 책임감이 지나치게 강할 정도로 성실한 성격인 나는 관리직으로 옮기면서 더욱 중압감을 느끼게 되었다. 승진한 시기가 남편의 퇴직, 딸의 출산과 중복된 것도 화를 초래했다. 매일 힘든 업무로 육체적으로도 정신적으로도 한계였다고 생각한다.

쓰러진 후는 휴직하고 치료에 전념했다. 정신과에서 처방한 대로 항우울제를 그대로 먹고 있었는데 먹으면 먹을수록 몸 상태가 악화됐다. 잠자리, 식욕부진, 권태감, 변비 등 다양한 부작용이 나타났다.

언제부턴가는 약을 먹어도 좋아지지 않았다. 결국 쓰러진 그해 10월 이시하라 의사선생님이 운영하고 있는 이즈의 보양시설에 갔다.

나는 이전부터 이시하라 선생님께 진찰을 받고 있었다. 자궁근종, 눈의 병, 베체트병 등을 앓고 있던 나는 계속 컨디션이 좋지 않고 스테로이드제의 부작용으로 힘들어했다.

그런데 1997년 이시하라 의사의 저서를 만나 이시하라식 건강법을 실천해 마침내 스테로이드제를 끊을 수 있게 되었다. 그리고 컨디션도 매우 좋아졌다.

하지만 우울증 같은 마음의 병은 한방약이나 이시하라식 건강법으로는 치유되지 않는다고 내 나름대로 생각했다. 하지만 이시하라 선생님께 상담하자 우울증도 냉증의 병이어서 몸을 따뜻하게 하면 반드시 좋아진다고 말씀하시며 한방약 (반하후박탕 半夏厚朴湯)을 내놓으셨다.

그리고 아침 대신에 생강홍차나 당근사과주스를 전보다 늘려서 자주 마시고 햇빛을 쬐면서 몸을 움직였다. 저녁은 현미식으로 가끔 보양시설에서 단식도 했다. 복대도 하루 종일 착용했고 어쨌든 몸을 따뜻하게 하는 노력을 게을리 하지 않았다.

완전히 치유되기까지는 긴 여정이었다. 우울증은 정말 힘든 병으로 먹을 수 없고, 잠잘 수 없고, 무엇을 해도 머리회전이 되지 않는다. 스스로가 쓰레기보다 가치가 낮고 살아 있어도 방법이 없다고 생각할 때도 있었다. 체중은 48kg에서 40kg으로 줄고 걸음도 10보도 걸을 수 없는 상태가 되니 죽는 것밖에 생각할 수 없었다.

나는 그때마다 몸의 컨디션 상태나 푸념을 편지에 적어 이시하라 선생님께 보냈다. 선생님은 바쁜데도 일일이 답장을 주셨고 전화로 나의 이야기를 들어주셨다. 지금 생각하면 선생님께 꽤나 폐를 끼쳤다. 하지만 그렇게 해서라도 자신의 괴로움을 토해냈던 일이 회복하는 데 도움이 됐다고 생각한다.

또 하나 나를 구해준 것은 신앙이었다. 내가 쓰러졌을 때 크리스천인 친척이 나에게 교회에 나갈 것을 권했다.

그때까지 신앙에 의지한다는 것은 마음 약한 사람들의 일이라고 생각했지만 성경에 기록된 하나님의 말씀이 솔직하게 나의 마음에 들어왔다. 남편과 함께 교회에 나가게 된 지 2년째에 부부가 함께 세례를 받게 된 것은 매우 행복한 일이었다.

몸을 따뜻하게 한 효과는 조금씩 나타났다. 항우울제가 필요 없게 되고, 죽고 싶다는 마음이 희미해지면서 점점 건강을 되찾게 됐다.

휴직한 교직은 결국 그대로 사임했다. 오히려 잘됐다고 생각한다. 만약 상태가 좋아져 직장에 돌아갔다고 해도 성격상 다시 과로하다 똑같은 일을 반복했을 것이다.

일을 그만두고 무리하지 않는 생활을 하게 되면서 얼마나 마음이 편해졌는지 모른다. 우울증에서 완전히 해방돼 지금까지 생각해 보지 못했던 새로운 생활이 있다는 것을 알고 지금은 우울증에 걸린 것에 오히려 감사하고 있다.

정신과 의사는 항우울제를 계속 복용하지 않으면 절대로 좋아지지 않는다고 말했다. 하지만 나는 항우울제를 끊고 건강해졌다. 내 주변에도 우울증으로 괴로워하는 사람이 많이 있다. 그 사람들에게 나의 체험을 얘기하거나 정신과병원에 위문을 가거나 환자와 이야기를 하면서 더욱 건강해지고 있다.

옛날에는 35.8도밖에 되지 않았던 저체온이었지만 지금은 37도다. 젊었을 때보다 54세인 지금이 훨씬 건강하다.

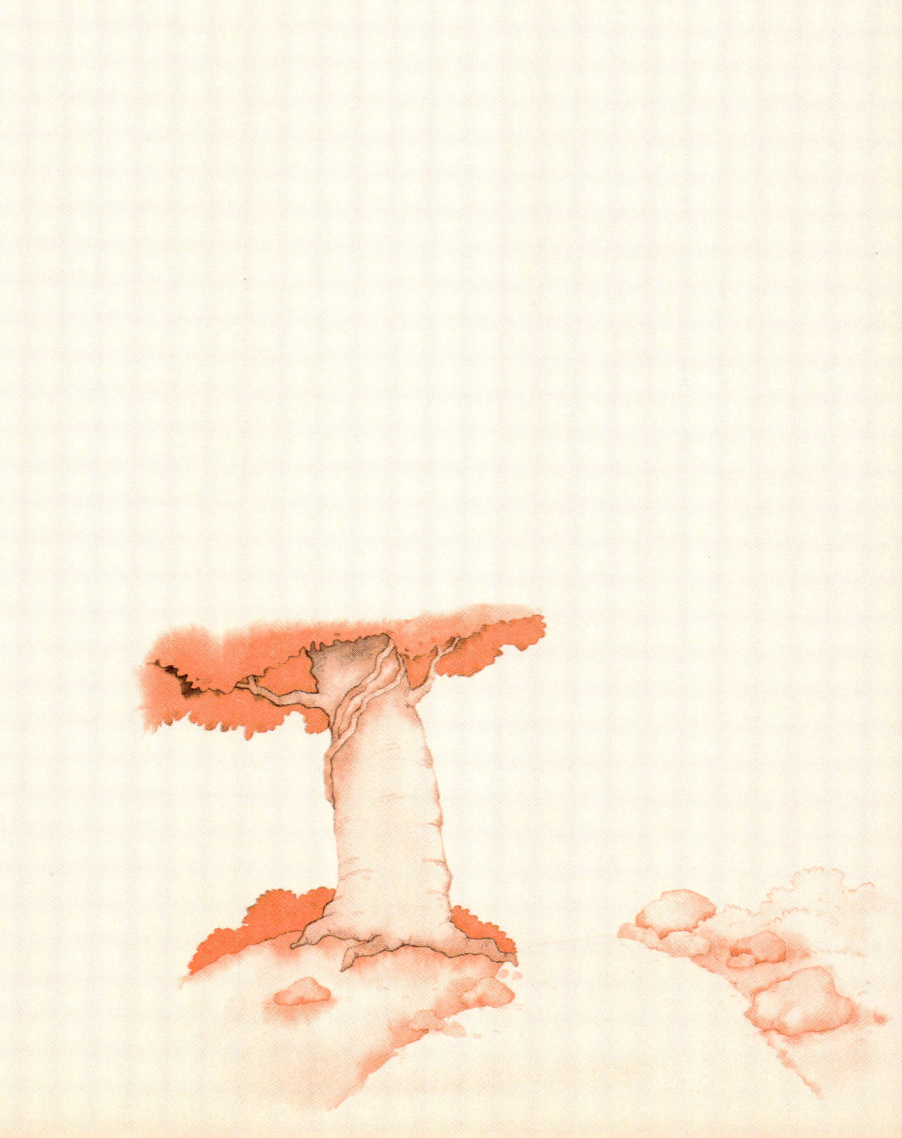

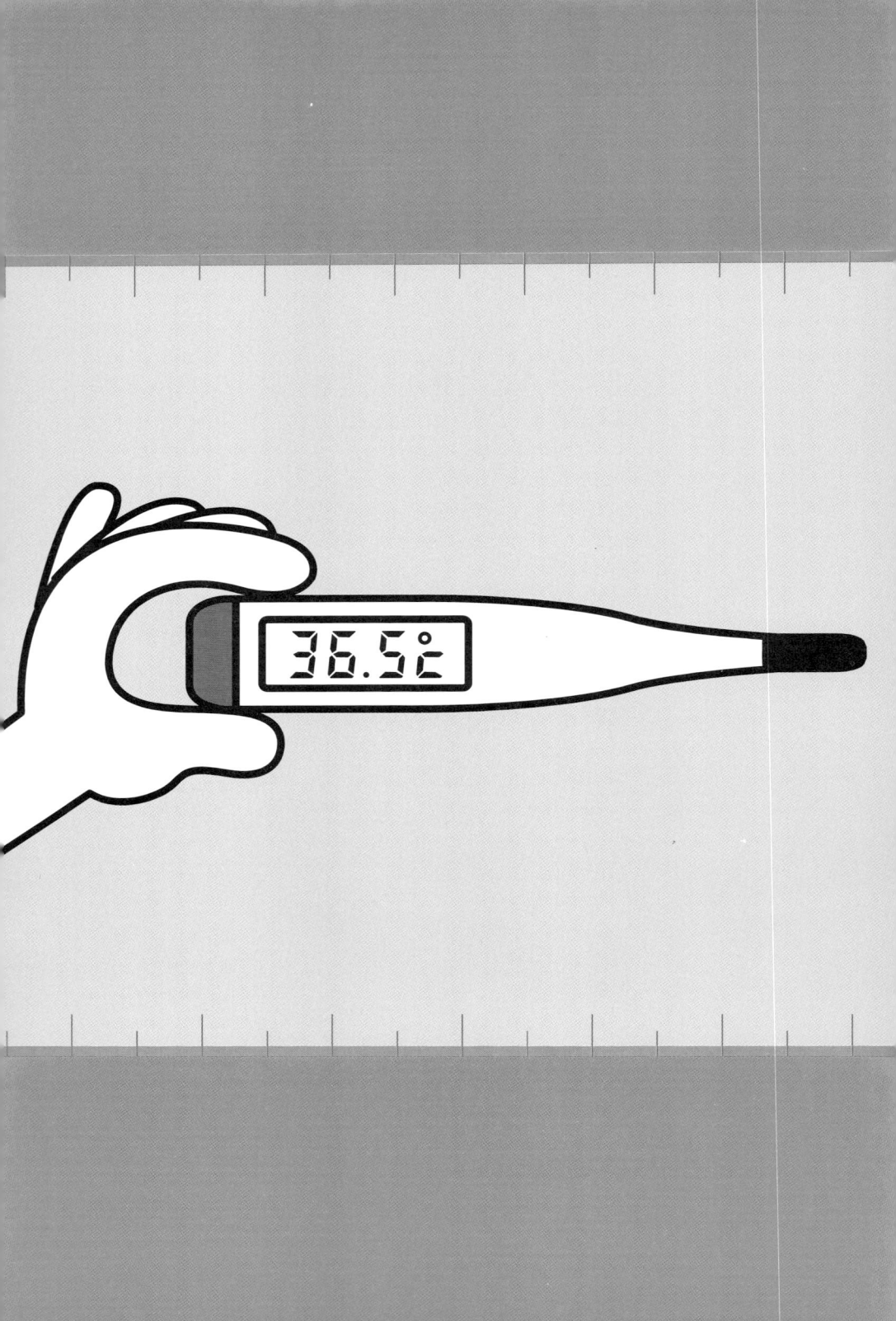

Chapter 02

저체온일수록 **스트레스**가 쌓이기 쉽다

현대인이 저체온화 된 원인은 일상생활 속에 숨어 있다.
근 50년간 현대인의 라이프 스타일은 크게 바뀌어 편리하고 쾌적해졌다.
그러나 그 편리함, 쾌적함 대신에 얻은 것이 몸이 차가워지는 저체온증이다.

Chapter 02

01 대부분의 신체 질병은 저체온에서 발생

십 수 년 이전부터 현대인의 체온이 떨어지고 있다는 것을 느끼고 경종을 울려왔다.

암, 뇌졸중, 심근경색, 고혈압, 동맥경화, 당뇨병, 만성관절류머티스, 알레르기, 발진, 어깨결림, 환청, 현기증, 각종 염증… 이러한 다양한 불균형과 만성병, 현대병의 대부분은 사실 저체온에 의해 초래됐다고 생각한다.

뿐만 아니라 지금 현대인에게 증가하고 있는 우울병과 우울상태, 패닉장해, 불안신경증, 집안에 틀어박힌 생활, 등교 거부 등 '마음의 병'이라 불리는 여러 가지 증상도 저체온과 관계된다.

경험상 이들 병의 상태는 원래 저체온인 사람이 더욱 체온이 떨어지는 추운 계절이나 시간대에 증상이 심해진다. 이 사실을 서양의학에서 지적하는 사람은 없지만 한의학에서는 모두 음양론으로 설명할 수 있어 납득이 간다.

50년 전, 일본인의 평균 체온은 36.8도, 아이들은 그보다 높은 37.0도가 보통이었다. 지금도 의학서에는 옆구리에서 재는 평균 체온은 36.89+-0.34도로 기록돼 있다. 단 이것은 약간의 시대착오로 지금은 36.5도가 평균체온이다.

그러나 실제로 매일 진찰할 때 환자의 체온을 재면 높은 사람이 36.2~36.3도. **대부분의 사람은 35도 대로 개중에는 35도에도 미치지 않는 사람이 있다. 평균체온이라는 36.5도인 사람은 전혀 만나 볼 수 없었다.**

근 50년간 현대인의 평균체온은 1도 가까이 낮아졌다. 인간의 체온은 원래 그렇게 변동하는 것이 아니기 때문에 평균체온이 1도 내려간다는 것은 매우 심각한 일이다.

지인의 산부인과 수간호사가 이전에 이런 말을 했다.

"아기를 안으면 따뜻하기 마련인데 지금은 안으면 서늘한 아기들이 있어요"

갓 태어난 신생아는 체온이 높다. 원래 아기는 체온이 높고 적혈구가 많기 때문에 피부가 빨갛게 보인다. 한의학의 음양론에서는 적赤은 양陽의 색으로 몸을 따뜻하게 하는 작용이 있다. 때문에 아기의 체온이 높고 몸이 따뜻한 것은 당연한 것이다.

그런데 인간은 나이가 들면서 흰 머리가 늘어나고 백내장에 걸리며 피부도 거칠어지고 창백해진다. 이렇게 피부가 빨간 아기에서 머리가 흰 노인이 되면 몸이 차가워지고 체온도 내려간다. 백白은 음陰의 색으로 냉증을 나타내기 때문이다.

생명에너지가 가장 왕성한 아기의 체온은 본래 어른보다 약 0.5도 높다. 때문에 아기를 안으면 당연히 몸이 따뜻한 것인데 태어났을 때부터 서늘한 아이가 있다는 것은 심각한 문제가 아닐 수 없다.

놀지 않고 가만히 있는 아이, 갑자기 화를 내는 아이, 집중력이 없는 아이, 안절부절못하는 아이가 증가했다. 때문에 어느 보육원에서 아이들의 체온을 재본 바 36도 이하의 저체온 아이가 많았다고 한다.

이것은 놀라지 않을 수 없는 일이다. 지금의 아이들과 젊은이들의 생활을 보고 있으면 체온이 떨어지는 것은 십분 짐작할 수 있기 때문이다. 오히려 당연한 결과라고 할 수 있다.

본래 체온이 높아야 될 아이들의 저체온화는 어른의 저체온화 이상으로 심각한 문제를 내포하고 있다.

Chapter 02

저체온이 된 이유 1

풍요롭고 편리한 생활이 **현대인**을 **저체온**으로 만들었다

현대인이 저체온화 된 원인은 일상생활 속에 숨어 있다. 근 50년간 현대인의 라이프스타일은 크게 바뀌어 편리하고 쾌적해졌다. 그러나 그 편리함, 쾌적함 대신에 얻은 것이 몸이 차가워지는 냉증이다. 편리하고 쾌적한 생활로 즐거워진 보상은 결코 적지 않다.

1. 근육운동 부족
1일 땀방울 한 번 흘리면 체온은 올라간다

옛날 사람은 어릴 때부터 몇 킬로미터나 되는 산길을 걸어 학교에 다니기도 하고 무거운 짐을 들고 계단을 오르내리는 일은 당연하게 생각했다. 주부는 취사나 세탁 등 가사를 모두 손으로 해결했고

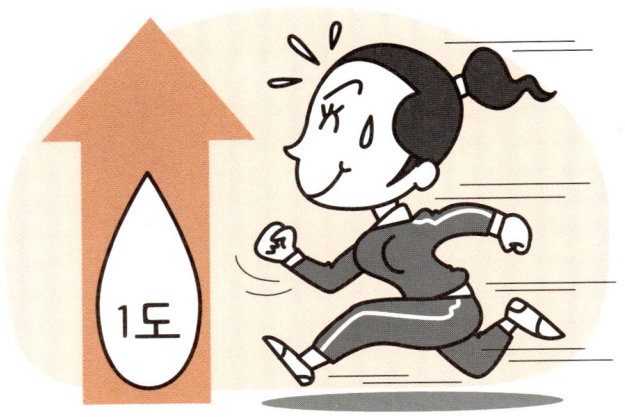

장바구니를 들고 멀리 상점까지 걸어서 다녀와야 했다.

지금은 어디를 가든 자가용이나 버스, 전철을 이용한다. 집안 일은 전기제품이 모두 해결하고 있고 에스컬레이터나 엘리베이터의 보급으로 계단을 오르락내리락하는 일도 없어졌다. 무거운 짐을 드는 일도 줄어들었다. 각종 교통수단의 발달로 인해 편리해졌고, 걷지 않고 움직이지 않으며, 물건을 들지 않고 힘을 사용하지 않는 등 거의 근육을 놀리는 생활로 바뀌었다.

그러나 사실은 인간의 체온 40%를 만들어 내는 것은 근육이다. 근육의 70%는 다리에 집중돼 있기 때문에 움직이지 않고 걷지 않는다면 체온이 낮아지는 것은 당연한 일이다. 사실 **몸을 움직여 가볍게 땀을 흘리면 체온은 약 1도 상승한다.** 즉, 하루 가볍게 땀을 흘리는 것만으로 체온을 올릴 수 있는 것이다.

2. 과식하는 생활
소식을 할수록 체온은 높다

일반적으로 음식을 먹으면 몸이 따뜻해지고 먹지 않으면 몸이 차가워진다고 생각하기 쉬운데 그렇지 않다. 먹지 않는 편이 체온은 높아진다.

닭이나 새가 알을 부화시킬 때 하루 종일 거의 아무 것도 먹지 않고 2~3주 동안 오로지 알을 품고 있다. 먹이는 1일 1회, 조금 쪼아 먹는 정도다. 소식이 체온을 높이고 또 그것을 유지할 수 있기 때문이다.

안정 시, 인체 속에서 열을 만들어내는 것은 근육, 간장, 뇌, 심장 등이다. 그러나 많이 먹으면 그것을 소화하기 위해 혈액이 위장으로 몰려 열 생산기관인 근육이나 간장, 뇌에는 혈액이 제대로 흐르지 않게 된다. 그 때문에 이들 장기의 대사가 떨어져 열을 만들어내지 못하게 된다. 즉 체온이 낮아지는 것이다.

예전에 필자는 당근사과주스 단식 보양시설에서 단식 중인 백 명의 체온을 측정한 적이 있다. 그러자 단식 전과 비교해 단식 중, 단식 후는 평균 0.3~0.5도 체온이 상승한다는 결과를 얻을 수 있었다. 이러한 결과를 보더라도 먹지 않으면 체온이 상승한다는 사실을 알 수 있다.

인류 3백만 년의 역사 속에서 먹을 것에 자유로워진 것은 백 년도 채 안 된다. 특히 최근은 포식이 진행되고 과식으로 인한 저체온화라는 인류 역사상 이제까지 없었던 몸의 변화가 일어나고 있다.

3. 몸을 차게 만드는 식품 과다 섭취
흰쌀, 빵, 백설탕 등 흰색은 요주의!

식품은 단순히 영양과 칼로리만을 보급하기 위한 도구가 아니다. 식품에는 각각 성질(식성)이 있으며, 몸을 따뜻하게 한다거나 차게 만드는 작용이 있다.

한 여름 오후에 먹는 수박의 맛은 각별하다. 이것은 수박이 몸을 차게 해주는 음식이기 때문이다. 반대로 추운 겨울에 입김을 호호 불어가며 먹는 오뎅이나 끓인 음식이 맛있는 것은 무나 토란 같은 몸을 따뜻하게 해주는 뿌리채소류와 몸을 따뜻하게 해주는 작용이 있는 간장으로 끓였기 때문이다.

한의학에서는 식품을 양성식품과 음성식품으로 나눠 건강유지에 도움을 주고 있다. 양성식품에는 몸을 따뜻하게 하는 작용, 음성식품에는 몸을 차게 만드는 작용이 있다.

식품을 색으로 분류하면 적·흑·오렌지색 식품은 양성식품, 청·백·녹색 식품은 음성식품이다. 또 남쪽지방에서 섭취하는 식품은 몸을 차게 하고, 북쪽지방에서 섭취하는 식품은 몸을 따뜻하게 만드는 작용이 있다.

현대인들은 1년 중 찬 맥주나 청량음료를 마시고 남쪽 지방산 과일 등 몸을 차게 만드는 식품을 과다 섭취하고 있는 듯하다. 또 무엇이든 냉장고에 넣어 보관해 항상 차게 만든 식품을 섭취하고 있다.

평소 우리가 흔히 먹고 있는 흰쌀, 빵, 우동, 스파게티, 우유, 백설탕, 양상추나 양배추 등 외관이 희고 푸른 음식은 특히 몸을 차게 한다. 끓인 음식보다 샐러드를 좋아하는 여성에게 냉증이 많은 것도 쉽게 알 수 있다.

4. 스트레스 과잉
혈행이 나빠지고 체온이 떨어진다

문명이 발달하고 사회가 고도화 되면 인간관계가 복잡해져 스트레스도 증가한다. 50년 전만 하더라도 우리의 생활은 여유가 있었고, 전체적으로 한가로운 편이었다.

그런데 근 몇 년은 그렇지 못하다. 도시화가 진행되면서 세상은 경쟁사회로 야박해졌고 인간관계도 복잡해졌다. 이런 사회에서는 스트레스가 가차 없이 밀려온다. 앞에서 기록했듯 스트레스가 과잉으로 밀려오면 부신(좌우의 콩팥 위에 있는 내분비샘)에서 아드레날린이나 노르아드레날린의 분비가 높아져 교감신경이 긴장한다. 결과적으로 혈관이 수축돼 혈행이 악화되고 그것이 오래 지속되면 체온이 저하된다.

스트레스 과잉인 현대사회에서 몸의 냉증은 피할 수 없는 현상이라고 할 수 있다.

5. 에어컨이 가동되는 쾌적한 생활
우리 몸의 체온 조절 기능을 저하시킨다

여름은 냉방, 겨울은 난방. 에어컨의 보급으로 우리들은 1년 내내 쾌적한 생활을 할 수 있게 되었다. 본래 인간은 더울 때는 땀을 흘리고, 추울 때는 피부혈관과 입모근立毛筋을 수축시킨다. 이른바 소름이 돋을 때의 상황을 말한다. 이렇게 하면서 외부기온에 대응하는 기술을 익혀왔다.

더울 때는 몸을 식히는 식품을 주로 섭취하고, 추울 때는 몸을 따뜻하게 만드는 식품을 섭취해 추위와 더위를 견뎌냈다.

그러나 오늘날 같이 1년 내내 쾌적한 실온 속에서 살다보면 본래 우리 몸이 갖고 있는 체온 조절 기능이 저하돼 외부기온에 대응할 수 없게 되며, 더위·추위에 대한 감각과 계절감각이 둔해진다. 그렇게 되면 한겨울에도 아무렇지 않게 청량음료나 차가운 맥주를 마시면서 몸을 한층 더 차게 만들어 버린다.

더욱이 문제가 되는 것은 여름 냉방으로 몸을 너무 차게 만드는 것이다. 어디를 가든 냉방시설이 돼 있어 온종일 몸을 차갑게 하면 몸속까지 차가워진다. 여름의 냉기는 겨울의 냉기보다 심각해 여성의 불임증이나 부인과질환의 요인도 되고 있다.

　이렇게 여름이고 겨울이고 몸을 차갑게 하는 생활을 하게 되면 체온이 떨어지는 것도 자명하다.

6. 잘못된 입욕법
샤워 생활 NO!

입욕이라 하면 욕조에 몸을 담그는 것을 말하는데 샤워를 하는 것을 입욕이라고 착각하고 있는 사람도 많은 듯하다. 하지만 그 차이는 분명히 있다. 샤워만으로 몸을 깨끗하게 씻을 수 있어도 몸을 따뜻하게 할 수는 없다.

　욕조에 담그는 입욕은 몸을 직접적으로 따뜻하게 하는 가장 간단하고 효과적인 방법이다. 매일 입욕을 샤워로 마치는 사람과 욕조에 담그는 사람과는 1개월, 1년, 10년이 지나는 동안에 확실하게 체온의 차이가 생긴다.

　바쁜 현대생활에서 샤워는 합리적일지 모르지만, 느긋하게 즐기는 입욕의 묘미를 잊어선 안 된다.

Chapter 02

03

저체온이 된 이유 2
잘못된 건강 상식이 **저체온**을 초래했다

건강을 위해 좋다고 생각했던 것이 반대로 저체온을 부르는 경우가 있다. 거리에 흘러넘치는 건강정보나 상식이 되고 있는 서양 의학 지식이 반드시 옳다고는 할 수 없다. 그대로 믿지 말고 다시 한 번 잘 생각해 볼 필요가 있다.

1. 염분의 과도한 제한은 반대로 몸을 차게 한다

염분을 많이 섭취할 경우 고혈압이나 뇌졸중이 생길 가능성이 높다는 연구 결과가 잇따라 나오면서 오늘날 너도나도 염분 줄이기, 소금 섭취 줄이기가 중요한 건강상식이 되고 있다. 이러한 움직임이 시작된 것은 지금으로부터 40~50년 전의 일이다.

하지만 추운 지방에서 염분을 많이 섭취하는 것은 당연한 일이다. 소금에는 몸을 따뜻하게 하는 작용이 있기 때문이다.

한 예로 심한 구토나 설사를 하고 탈수증상을 일으켰을 때 물이나 녹차를 마시면 구토나 설사가 더욱 심해지는 경향이 있다.

왜 그럴까? 수분을 공급함으로써 체내의 염분 농도가 약해졌기 때문이다. 우리 몸에서는 수분보다 염분이 중요하기 때문에 탈수증상이 있을 때 수분은 필요하지만 염분이 더욱 약해지는 것을 피하기 위해 굳이 다시 토해내게 된다. 이때 생리식염수를 점진적으로 보급하면 구토나 설사가 멈춘다.

고혈압이나 뇌졸중이 발병한다고 해서 최대의 적이 된 염분이지만 미국에서 실시한 국민영양조사에서는 식염 섭취량이 많은 그룹이 적은 그룹보다 고혈압, 뇌졸중, 심근경색으로 인한 사망률이 낮았다고 보고되고 있다.

따라서 염분이 건강을 해친다는 말은 어느 정도 부풀려진 것이라 말하고 싶다. 오히려 염분 섭취를 배제한 일이 몸의 냉증과 오늘날의 저체온화를 불러 많은 병을 일으키고 있다.

2. 수분 과다 섭취도 큰 문제

물을 1일 2리터 이상 마시면 혈액이 맑아진다고 해서 물을 마시는 건강법을 권장하고 있다.

수분은 분명히 몸에 필요한 것이지만 어떤 일이든 과한 것은 안

하느니 못하다. 수분을 과다 섭취하면 체내에 물이 고여 수독水毒이라는 각종 몸의 적신호가 나타난다는 사실을 한의학에서는 2천 년 전부터 경고하고 있다.

비에 젖으면 몸이 차가워지듯, 체내에 물이 고이면 몸은 냉증에 걸린다. 차가워져 감기에 걸리면 콧물이나 재채기가 나온다. 중병을 앓으면 식은땀을 흘린다. 배탈이 나면 설사를 한다. 편두통이 있는 사람은 구토를 한다(위액을 버린다). 밤중에 노인들이 자주 화장실에 간다. 이것은 모두 체내의 여분의 물을 버리고 몸을 따뜻하게 하려는 반응이다.

그 배경에 있는 것은 수분 과다 섭취로 인한 몸의 냉증이다. 인간의 몸은 냉증이 생명 위기의 징후라는 사실을 알고 있다. 물을 버리고 몸을 따뜻하게 함으로써 건강한 체질에 가깝게 만들려는 것이다.

3. 해열제나 항암제 약은 대개 몸을 차게 한다

서양의학의 약은 일부 한정된 약을 제외하고 하나같이 몸을 차갑게 하는 작용이 있다. 특히 강렬한 것은 해열 진통제, 스테로이드 호르몬제, 항암제 등이다. 그밖의 약도 대개 몸을 차게 하는 작용이 있기 때문에 일시적으로 증상이 나아졌다고 해도 장기간 복용하면 냉증에 걸리게 된다.

상시 복용하고 있는 약을 갑자기 중지하는 일은 위험하지만 약에 의지하는 것이 아니라 자신의 체온을 따뜻하게 만드는 노력도 중요하다.

약과 마찬가지로 **인공적으로 만들어진 식품첨가물, 화학조미료도 몸을 차게 한다.** 식품첨가물이 많은 가공식품이나 인스턴트식품만 먹다보면 자신도 모르는 새 몸을 차게 만들어 놓는다.

이러한 화학물질은 원래 인체에는 없다. 그것이 체내에 들어오면 인체는 스트레스가 되고 교감신경이 긴장한다. 그래서 혈관이 수축되고 혈류가 나빠져 몸이 차가워지는 것이다.

Chapter 02

04 암세포는 39.3도 이상에서 죽는다

"저체온은 온갖 병의 근본 원인이다."
근거 없는 말이 아니다. 체온이 1도 내려가면 면역력은 30% 이상 저하되고 반대로 1도 올라가면 면역력은 5~6배 강화된다는 사실이 밝혀졌다.

면역력이란 간단하게 말하면 병에 대한 저항력을 말한다. 세균이나 바이러스, 암세포 등 체내에 침입하거나 혹은 생성된 이물질을 격퇴하고 병을 막아주는 힘을 말한다. 그 중심 활동을 하고 있는 것이 백혈구다.

백혈구에는 임파구, 과립백혈구, 마크로퍼지 등이 있으며 이들이 서로 협력해서 병에 걸리지 않도록 몸을 방어하고 있다. 체온이 1도 내려가면 백혈구의 활동이 30% 이상 저하되고, 반대로 체온이 1도 올라가면 백혈구는 500~600%나 활성화된다.

저체온이 되면 체내의 효소 활동도 활발하지 못하다. 효소란 화학반응을 촉진하는 물질을 말한다. 인체 내부에서는 모든 곳에서 화학반응이 진행되고 있으며, 화학반응 없이 생명활동은 유지될 수 없다. 보좌역할을 하는 것이 바로 효소다.

효소는 몸의 심부온도가 38도일 때 더욱 왕성하게 활동하며 체온이 내려감에 따라 활동이 둔해진다. 효소의 활성이 둔해진다는 얘기는 몸의 대사가 떨어진다는 뜻이다. **체온이 1도 떨어지면 대사는 약 12%나 떨어진다고 한다.**

참고로 인체는 심부가 체온이 높고, 옆구리 체온이 36.5도일 때 직장 온도는 37.5도나 된다.

또 몸을 따뜻하게 하면 HSP(Heat Shock Protein)라는 열충격단백질이 증가해 신체활동과 건강 정도가 높아진다고 한다. HSP는 열의 자극으로 만들어지는 단백질을 말하며, 상처받은 단백질을 복구하기도 하고, 복구 불가능한 단백질을 자연사로 이끈다거나 새로운 단백질을 만드는 역할을 한다.

일본의 HSP연구의 선구자이며 온열요법을 연구하고 있는 아이치의과대학 방사선과 준교수 이토 요코 伊藤要子 선생에 의하면 HSP는 조금 따뜻한 욕조나 사우나에 주 2~3회 들어가면 증가하고, 욕실이나 사우나에 들어간 2일 후 가장 많이 만들어진다고 한다.

HSP가 등교 거부 아이의 등교 의욕을 높인다는 사실도 밝혀졌다. 앞에서도 밝혔듯이 등교를 거부하는 아이들 대부분은 저체온으로 특히 체온이 낮아지는 월요일과 금요일은 학교에 가기 싫어한다. 그래서 월·금요일 아침에 HSP가 많이 나오도록 2일 전인 토요일과 수요일 밤에 뜨거운 욕실에 들어가게 한 결과 등교가 가능해졌다는 예도 있다고 한다.

몸을 따뜻하게 해 HSP의 생산율을 높이면 우울증도 좋은 결과를 기대할 수 있을 것 같다.

몸을 따뜻하게 하는 온열요법은 암의 치료에도 이용되고 있다. 1866년에 독일의 부시 박사가 "암환자가 폐렴이나 단독(丹毒 : 다친 상처에 균이 들어가 생기는 급성의 병) 등으로 고열이 나면 암이 치유되는 경우가 있다."는 것을 발견한 이래 암과 발열의 관계가 연구되었다.

그 결과 암세포는 35도에서 가장 많이 증식하고, 39.3도 이상의 열에서 사멸한다는 사실이 밝혀지면서 갑자기 온열요법이 주목받게 되었다.

또한 체온이 41~42도가 되면 세균은 사멸, 또는 증식하지 못한다는 연구 보고도 있다. 즉 발열은 병이 아니라 병을 치료하는 치유반응 중 하나다.

한의학에서는 2천 년 전부터 만병의 근원은 혈액이 탁해지면서 발생한다고 생각했다. 체온이 낮아지면 혈관은 수축하고 혈류가 나빠진다. 혈류가 정체된 상태가 한의학에서 말하는 어혈이다. 어

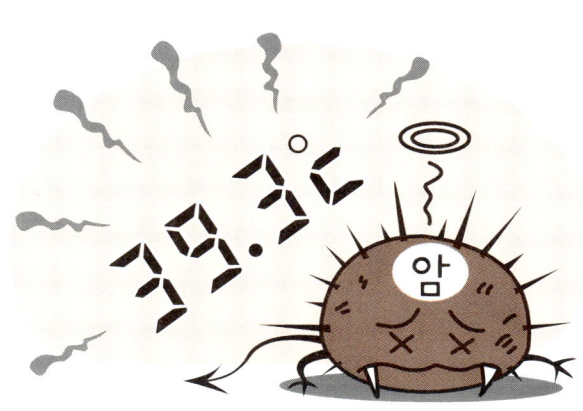

혈이 되면 마침내 혈액 속에 각종 노폐물이 쌓이면서 탁해진다. 맑게 흐르는 시냇물이 막혀서 개골창이 되는 것 같이 어혈로 인해 피가 탁해지는 것이다.

탁해진 혈액이 온종일 전신을 순환한다면 어떻게 될까? 밝혀진 대로 혈액은 영양, 산소, 백혈구, 호르몬, 물 등 다양한 것을 끌어안고 전신을 순환하며 60조 개의 세포에게 이들을 운반하고 있다.

세포는 혈액으로부터 필요한 것을 받아들이고, 불필요한 노폐물을 건네주는 등 신진대사를 반복하고 있기 때문에 혈액이 탁해지면 세포의 활성은 나빠지고 장기의 기능도 저하된다. 그것이 병을 일으키는 것은 자명한 일이다. 만병의 근원인 탁한 혈액은 과식이나 부적절한 음식물, 게다가 몸이 찬(저체온) 데서 초래된다.

일본인은 50년 사이에 체온이 1도 가까이 저하됐다. 즉, 50년 전보다 면역력이 30% 이상이나 떨어지고 그만큼 병에 걸리기 쉬워졌다는 것이다.

  확실히 50년 전에 비해 의료는 현격히 진보하고, 의사 수도 배로 증가했는 데도 병은 전혀 줄어들 기색이 없다. 줄어들기는커녕 오히려 늘어나고 있으며, 게다가 치유도 어려워졌다. 수명이 연장되었다고는 하나 그 이상으로 병이나 환자가 증가했다는 것은 가장 중요한 체온에 서양의학이 무관심하기 때문은 아닐까.

Chapter 02

05 몸이 차가워지면 왜 **백혈구**가 감소할까?

우울증이 있는 사람은 면역의 주역인 백혈구가 적은 경향이 있다. 건강한 성인의 백혈구 수는 4000~8000개 정도이지만 우울증이 있는 사람은 3000개 이하로 감소하는 경우가 많다.

서양의학에서는 백혈구가 적으면 재생불량성빈혈, 악성빈혈, 백혈병(보통은 기준치보다 늘어나지만 드물게 적어지는 경우도 있다), 패혈증, 골수이형성증, 골수섬유증, 바이러스성 감염증 등 각종 병명이 붙는다. 어느 것도 중병 아닌 것이 없다.

그러한 병이 의심될 때 골수천자라는 검사를 하는 경우가 있다. 골수천자는 가슴이나 허리 뼈에 구멍을 내고 골수에서 혈액을 뽑아내 골수의 조혈능력과 혈액의 상태를 진단하는 검사다. 통증이 수반되는 참기 힘든 검사다.

그러나 백혈구가 적은 사람의 대부분은 냉증에 저체온이다. 만약 이런 사실을 서양의학이 눈치를 챘다면 골수천자가 불필요하게 끝난 예도 많았을 것이다.

왜 몸이 차가워지면 백혈구가 적어질까?

그 대답은 명백하다. 모든 장기는 열, 즉 체온으로 움직이고 있기 때문에 체온이 낮아지면 대사가 떨어지고 전신의 장기 활동이 나빠지기 때문이다.

백혈구는 골수로 만들어졌고 저체온이 되면 골수의 활동도 저하된다. 체온이 낮은 우울증이 있는 사람은 당연히 골수의 활동이 저하되고 백혈구도 줄어든다.

즉, 백혈구 수는 장기 활동의 바로미터이기도 하다. 위나 장의 활동 상태는 혈액검사로는 알 수 없지만 백혈구의 수는 검사로 알 수 있다. 그 수가 극단적으로 적으면 모든 장기의 활동이 떨어졌다고 생각해도 좋다.

백혈구 중에서도 마크로퍼지라는 대형탐식세포는 백혈구의 두목이자, 생명의 근본이다.

면역학자이며 니가타대학 대학원 아보 도오루 교수가 백혈구에 주목한 것은 백혈구가 생명의 근본, 즉 살아있는 에너지이기 때문이다. 백혈구가 적으면 생명력도 저하되고 다양한 병에 걸리기 쉽다.

# Chapter 02

06 마음을 안정시키려면 **햇볕**을 즐겨라

우울증 환자는 뇌 내에 있는 세로토닌이 부족하다는 사실이 밝혀졌다. 세로토닌이란 뇌에 존재하는 신경전달물질 중 하나로 심신을 건강하게 만들어 주는 물질이다. 신경전달물질은 뇌에 둘러진 신경의 끝에서 방출돼 다음의 신경으로 정보를 전달한다. 뇌는 신경에서 신경으로 잇따라 전달물질을 보내 다양한 정보를 발신하고 있다.

우울증으로 자살했다고 보는 사람의 뇌척수액을 조사한 결과 세로토닌의 분해물질이 극단적으로 적었다고 한다.

뇌에는 세로토닌 외에 도파민, 노르아드레날린, 아세틸콜린 등 몇 십 종류의 신경전달물질이 있다. 그 중에서 특히 마음의 요동에 깊이 관여하고 있는 것이 세로토닌, 도파민, 노르아드레날린이다.

도파민은 쾌감, 노르아드레날린은 불쾌감이나 화 등을 초래하는 물질이다. 하지만 세로토닌은 이들의 과잉 분비를 제어하고 마음을 안정시킴과 동시에 뇌를 말끔히 각성시켜 심신을 건강하게 만들어준다.

세로토닌은 아침에 햇빛을 받으면 빛의 자극으로 인해 분비되기 시작한다. 그것이 각성을 불러오고, 체온의 상승과 함께 몸을 활동 상태로 만들며 밤이 되면 분비량은 줄어든다. 대신에 수면을 주관하는 멜라토닌이라는 물질이 분비된다.

세로토닌은 체온 조절과도 관계가 있다고 한다. 체온 상승을 촉진하고 몸을 활동 상태로 만드는 것이다.

세로토닌을 오래 연구해온 토호대학의학부 아리타 히데호 교수에 의하면 세로토닌은 자율신경이나 항중력근(중력에 저항해 활동하는 근육)의 활동에 관여하고 있다고 한다. 때문에 우울증에 걸리면 자율신경실조증과 같은 증상이 나타나기도 하고 무표정해진다. 이것은 세로토닌의 작용이 약해져 자율신경의 균형이 무너지고 중력에 대항하는 근력이 약해져 표정을 만들지 못하기 때문이다.

뒤집어서 저체온이 됐을 때의 상태를 생각해 보자. 몸이 차가워지면 혈액순환이 나빠져 어깨 결림, 두통, 현기증, 손발이 저리고, 동계, 숨이 막히는 등 다양한 증상이 나타난다. 이것은 자율신경이 흐트러져 나타나는 자율신경실조증 증상과 거의 비슷하다.

또한 체온이 낮으면 중력에 대항하지 못해 무기력해진다. 이것이 우울 상태라는 것은 거듭 밝혀온 바와 같다.

이런 사실에서 알게 된 것은 저체온과 세로토닌 부족은 많은 부분에서 닮은 증상을 일으킨다는 것이다. **세로토닌이 체온을 상승시키는 데 관여하는 물질이라는 점에서 생각하면 세로토닌 부족과 저체온은 깊은 관계가 있는 것 같다.** 저체온이 세로토닌 부족을 부르는지, 세로토닌 부족이 저체온을 부르는지는 알 수 없지만 어느 쪽이든 우울증을 유발하는 인자라는 것은 틀림없다.

그러나 저체온의 의학적 연구가 거의 시행되지 않은 상황에서는 저체온과 세로토닌의 관계는 추측만 할 뿐이다. 앞으로의 연구를 기다리는 수밖에 없다.

Chapter 02

07 불면증인 사람은 뇌 속의 **특정 물질**이 부족하다!

세로토닌은 수면에도 깊이 관여하고 있어 세로토닌이 적으면 깊은 수면을 취할 수 없다. 우울증이 있는 사람이 불면을 호소하는 것은 세로토닌이 부족하기 때문이다. 왜 세로토닌이 부족하면 수면장해를 일으키기 쉬운지 구체적으로 알아보자.

세로토닌은 앞에서 밝혔듯이 각성 호르몬이다. 아침 햇빛의 자극으로 세로토닌이 분비되면 우리들은 자연히 잠에서 깬다. 낮 동안 건강하게 활동할 수 있는 것은 세로토닌의 활동으로 뇌 활동이 좋아졌기 때문이다. 그런데 해가 저물면 세로토닌의 분비는 줄고 대신에 만들어지는 것이 멜라토닌이다.

멜라토닌은 밤 사이에 분비돼 뇌와 몸을 수면상태로 만드는 호르몬이다. 이것이 적으면 좀처럼 잠들지 못하거나 새벽녘에 눈을 떠 충분한 수면을 취할 수 없게 된다.

이러한 멜라토닌의 근원이 되는 것이 세로토닌이다. 더욱이 세로토닌은 트립토판이라는 필수아미노산으로 만들어진다. 필수아미노산은 체내에서 만들어지지 않기 때문에 식사를 통해 섭취하지 않으면 안 된다.

즉, 식사로부터 얻은 단백질은 체내에서 아미노산으로 분해된다. 아미노산 중 하나인 트립토판에 어느 효소가 작용하면 세로토닌이 만들어진다. 그리고 해가 저물면 세로토닌에 다른 효소가 활동해 멜라토닌이 만들어지는 것이다.

이와 같이 세로토닌도, 멜라토닌도 재료는 똑같은 트립토판이다. 트립토판에서 세로토닌이 생성, 세로토닌에서 멜라토닌이 만들어지는 관계다.

아침에 세로토닌이 많이 분비돼 낮 동안 충분히 뇌 내에 축적돼 있으면 해가 저문 후에도 멜라토닌이 정상적으로 분비되고 기분 좋은 잠을 취할 수 있다. 그러나 낮 동안 세로토닌이 적으면 멜라토닌도 만들지 못해 수면장해를 일으킨다.

따라서 뇌의 세로토닌이 적은 우울증이 있는 사람이 불면증에 빠지기 쉬운 것은 당연하다면 당연한 것이다.

Chapter 02

08 '장'을 단련하면 마음까지 안정된다

뇌에서 분비되는 세로토닌과 멜라토닌은 사실 장에도 존재하고 있다. 놀랍게도 인체 내 세로토닌의 약 90%는 장에 있다. 그것뿐만이 아니다. 뇌와 장에는 공통되는 호르몬이 복수 존재한다.

최초로 발견된 것은 뇌의 시상하부에 존재하는 소마토스타틴이라는 호르몬이다. 이것은 성장호르몬과 인슐린 등의 분비 억제와 관련된 호르몬인데 똑같은 것이 장의 소화관 상피와 췌장의 D세포에서도 발견됐다.

그 위에 소화관 호르몬인 콜레시스토키닌(cholecystokinin), 가스트린(gastrin), 인슐린 글루카곤이 뇌의 뉴런(neuron)에도 존재한다는 사실이 밝혀졌다. 이와 같이 장에도 뇌에도 있는 물질을 총칭해서 '장뇌펩티드'라고 한다. 펩티드란 아미노산이 복수로 연결된 것이다.

 이 사실에서 장과 뇌라는 전혀 다른 기능을 가진 기관이 사실은 같은 활동을 갖는 것은 아닐까 추측된다.

 실제로 배(장)와 마음(뇌)의 깊은 관계를 시사하는 표현은 많다. 뱃속이 검다, 마음 속 엉큼한 계획, 의중을 떠보다, 배짱이 크다, 마음을 정하다 등등.

 이같은 표현들은 배에는 마음이 존재하고 배가 뇌와 똑같은 활동을 한다는 것을 나타내고 있다.

 단, 어느 연구에 의하면 장에 세로토닌이 충분히 있어도 뇌에는 들어갈 수 없다고 한다. 뇌는 전신의 사령탑이며 매우 중요한 장기다. 거기에 이물질이 들어가지 못하도록 혈액 뇌관문이라는 관소가 엄중하게 감시하고 있다. 혈액 뇌관문은 특정 물질 외에 통과할 수 없다. 장의 세로토닌도 이 관문을 통과할 수 없다고 한다.

 그러나 **스트레스를 받자마자 설사를 한다거나 배탈이 나면 기분이 좋지 않도록 장과 뇌는 서로 밀접히 관계하고 있다.** 이것은 세로토닌이 신경을 통해서 밀접하게 연결되어 있다고밖에 생각할 수 없다. 즉 식생활에 주의해 장의 세로토닌을 증가시킬 수 있다면 그것이 뇌의 세로토닌에도 영향을 주어 마음을 안정시킬 수도 있는 것 아닐까.

Chapter 02

09 **숙면**으로 유혹하는 두 가지 **뇌** 호르몬

세로토닌 연구의 한 사람인 아리타 히데호 교수는 세로토닌과 멜라토닌은 한의학의 음과 양 관계에 있다고 저서 〈수면호르몬(뇌내) 멜라토닌 트레이닝 - 칸키출판 刊〉에서 밝히고 있다. 이것은 누가 봐도 합당한 해석이다. 과연 그렇다.

한의학의 음양론으로 말하면 태양과 낮은 양이며, 밤과 어둠은 음이다. 아침에 태양광선을 통해 분비되고 낮 동안 활동하는 세로토닌은 말할 것도 없이 양의 물질이다. 한편 해가 저물고 나서 분비돼 밤 사이 활동하는 멜라토닌은 음의 물질이다.

그리고 또한 세로토닌은 체온을 높이고, 멜라토닌은 체온을 낮추는 작용이 있다. 양이 몸을 따뜻하게 하고 음이 몸을 차게 하는 작용이 있는 것을 생각하면 이것도 음양론에 정확히 맞다.

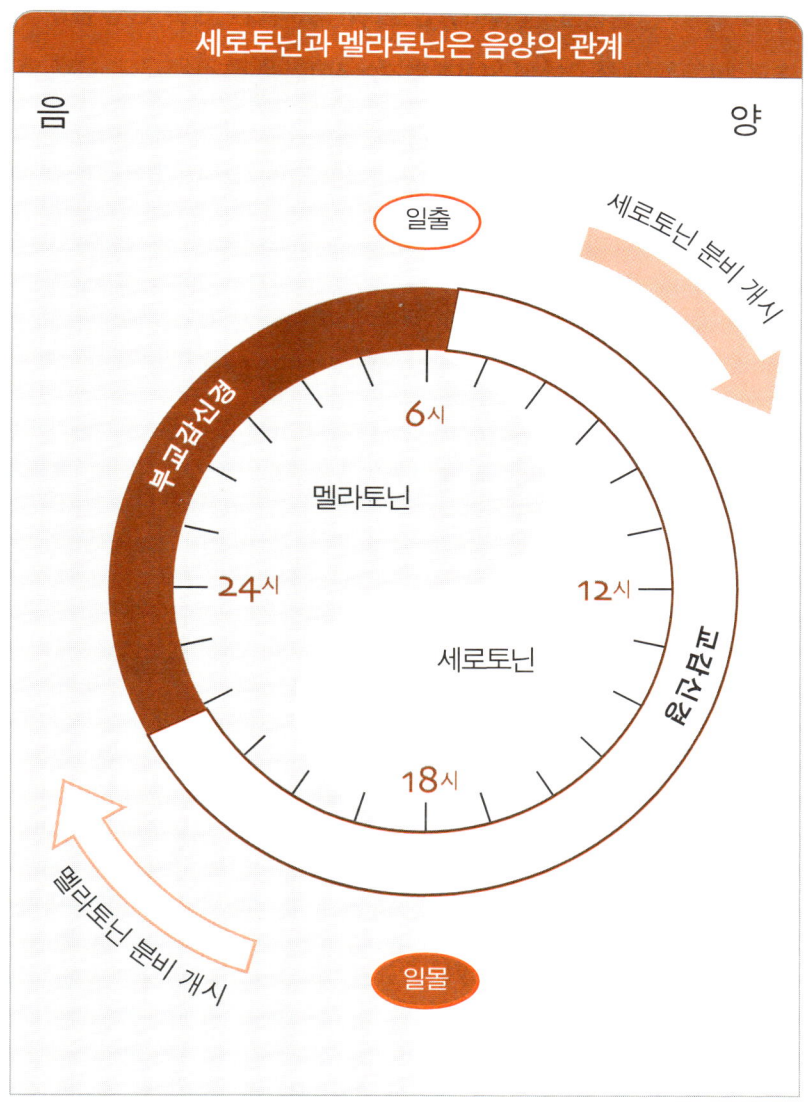

한의학의 음양론으로 말하면 세로토닌은 양陽, 멜라토닌은 음陰의 관계에 있다. 위 그림은 '수면호르몬(뇌내) 멜라토닌 트레이닝' (아리타 히데호 著 칸키출판)을 참고로 작성한 것이다.

음양론에 관해서는 뒤에 자세히 설명하겠지만 우주만물은 모두 음과 양으로 분류돼 그것은 상반되면서 깊이 관련돼 있다. 즉, 음과 양은 그림에 나타나는 것은 정반대로 보여도 본질은 일체한다.

세로토닌, 멜라토닌도 태양 빛의 자극으로 분비의 많고 적음이 조정된다. 몸과 뇌는 낮 동안은 세로토닌, 밤 사이는 멜라토닌의 영향 하에 있다. 게다가 원료는 같은 트립토판이다. 똑같은 물질이 음(멜라토닌)과 양(세로토닌)으로 형태를 바꿔 인간의 뇌와 신체를 지배하고 있다고 생각할 수 있다.

이것은 또한 자율신경의 교감신경과 부교감신경의 활동과도 닮아 있다. 교감신경은 낮의 신경이라고 해서 낮 동안 우위에 서서 신체와 뇌를 활동적으로 만든다.

그런 반면 부교감신경은 밤의 신경이라고 해서 밤 사이 우위를 점해 몸을 쉬게 하기도 하고 안정시키는 작용이 있다. 물론 교감신경이 양, 부교감신경이 음이라는 것은 말할 것도 없다.

각성과 잠을 지배하는 세로토닌과 멜라토닌, 이 두 가지를 능숙하게 증가시키는 노력을 하면 우울증과 불면증이 개선될 뿐 아니라 체온이 상승해 심신의 균형도 잡을 수 있다.

Chapter 02

10 우울증이 있는 사람은 배꼽 부위를 두드리면 '진수음'이 난다

우울증이 있는 사람을 눕게 하고 배꼽 주위를 두드리면 참방참방 물 튀기는 소리가 난다. 이것은 진수음振水音이라 해서 체내에 여분의 물이 정체돼 있다는 사인이다. 이러한 사람은 배꼽 주위가 차가울 확률이 높다. **배가 차다는 것은 몸의 중심이 차가워졌다는 증거다.**

이와 같이 진수음이 나고 몸이 찬 사람은 음양론에서 말하는 음성체질이다. 음성체질인 사람은 체내의 온갖 부분, 특히 위, 장, 난소 등 봉투모양이나 움푹 패인 장기에 물이 고이는 수체水滯 상태가 된다.

수분이 60%를 차지하는 인간의 신체는 마치 물을 담은 비닐봉투와 같다. 비닐 봉투에 물을 넣어 매달면 아래쪽이 물로 부풀어져 있다. 인간의 몸도 마찬가지로 중력에 의해 물이 내려가기 때문에 하반신에 물이 고이기 쉽다. 하복부가 나왔다거나 하지가 붓거나 이른바 무 다리와 하반신 비만은 물이 아래에 괸 현상이다.

물이 하반신에 고이면 하반신은 차가워지기 쉽고, 하반신에 있는 장기, 예를 들어 여성이라면 자궁이나 난소에 병이 생기기 쉽다. 남성이라면 전립샘이나 비뇨기 등에 병이 잘 생긴다. 일례로 불임증, 월경불순, 자궁암, 난소암, 전립샘암, 방광염 등은 하반신에 물이 고여 차가워진 결과 주로 발생하는 질병들이다.

몸이 차가워지면 물이 고일 뿐 아니라 혈류도 나빠진다. 혈액은 장기에 영양, 산소, 백혈구를 운반하고 있기 때문에 이것이 도착하지 않으면 장기 활동이 저하되는 것은 자명하다.

또 하반신이 차가워지면 하반신에 있던 열이나 기와 피가 있을 장소가 없어져 상반신으로 상승한다. 그러면 심장과 폐가 아래로부터 압력을 받아 심장병도 아닌데 두근거린다거나 폐에 병이 있는 것도 아닌데 숨쉬기가 힘들어진다. 초조함, 불안, 불면, 구토도 하반신이 차가워졌기 때문에 기와 피가 아래에서 압력을 받아 일어나는 증상으로 물의 정체에서 오는 기의 정체로 볼 수 있다.

독자들은 이런 증상이 우울 증상으로 오버랩 됐을 것이다. **우울은 냉증과 물 정체로 인해 발생하는 기가 정체되는 병이다.**

Chapter 02

11 배가 따뜻하면 **기분**이 좋아진다

우울증이 있는 사람의 배를 만지면 배꼽을 경계로 위는 따뜻하고 아래는 차가운 경우가 많다.

이것은 상반신과 하반신의 경계가 배꼽이며, 배꼽을 경계로 위와 아래는 체온이 다르다는 것을 나타내고 있다.

배꼽은 몸의 중심이다. 몸의 중심에 있는 장은 단순히 음식물을 소화 흡수만 하는 장기는 아니다. 거기에는 신경과 혈관이 무수히 존재하고 앞에 밝혔듯이 장의 상피세포에서 우울이나 불면과 관계가 깊은 세로토닌과 멜라토닌 등의 장뇌펩티드가 분비된다.

더욱이 장은 인체 최대의 면역 장기라 불리고 있다. 전신의 면역 조직의 거의 70%가 장에 존재하고 있으며, 몸의 면역력의 중심이기도 하다.

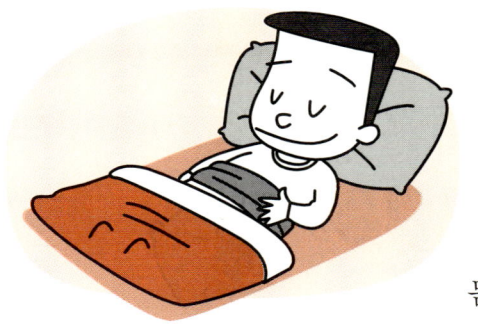

장벽에는 파이에르(Peyer)판이라는 면역조직이 있으며, 입을 통해 들어온 것을 여기서 식별한다. 몸에 필요한 것은 흡수하고 불필요한 것, 해가 되는 것을 배제하면 이때 백혈구가 일제히 활동을 시작해 이물질을 공격한다.

이렇게 중요한 활동을 하는 장, 즉 배가 차가우면 장의 연동운동이 나빠질 뿐 아니라 면역기능이 떨어져 세로토닌을 비롯한 장뇌펩티드의 분비도 저하된다. 장뇌펩티드는 뇌의 호르몬과 서로 제휴하고 있다고 생각하기 때문에 뇌의 기능이 저하되는 것도 필연일지 모른다. 그렇기 때문에 배를 따뜻하게 하는 것이 좋다.

배는 몸의 중심이기 때문에 배가 따뜻하면 끝에 있는 손발까지 따뜻해지고 체온도 상승한다.

또 뇌에서 감지한 스트레스가 장에 전달돼 배에 탈이 나는 것이기 때문에 반대로 말하면 배를 따뜻하게 해서 장의 상태를 원활하게 하면 뇌의 세로토닌이 증가하고 스트레스도 해소할 수 있을 것이다. 따라서 **몸이 찬 사람들은 평소 복대나 난로로 배를 따뜻하게 하면 좋다.** 배를 따뜻하게 한 사람은 기분이 좋아지고 컨디션도 좋아지기 때문에 인생이 변했다고 한다. 한의학의 음양론으로 볼 때 몸을 따뜻하게 하는 작용이 강한 붉은색 복대라면 더욱 좋다.

Chapter 02

12 왜 물만 마셔도 **살이** 찔까?

 몸이 차고 저체온이 되면 체내 물의 대사를 비롯해 온갖 대사가 나빠진다. 대사란 오래된 것을 버리고 새로운 것을 만들기도 하고 보충하는 것을 말한다. 즉, 신구 교체를 의미한다.

 대사가 나빠지는 전형적인 병이 점액수종이다. 갑상샘 기능저하증 중 하나로 갑상샘에서 분비되는 사이로키신이라는 호르몬이 감소하는 병이다.

 사이로키신은 신진대사를 촉진하는 호르몬이기 때문에 이것이 감소하면 체온이 낮아져 몸의 온갖 대사가 정체된다. 부종, 변비, 동작의 완만, 맥박 저하, 비만 등 신체 증상이 나타난 후 의욕이 없어지고 무기력, 무표정해지는 등 우울증과 닮은 증상이 나타난다. 게다가 부종이나 변비도 몸에 여분의 물이 고여서 발생하는 수독의 전형적인 증상이다. 몸이 차가워져 신장이나 장의 활동이 약해진 결과 발생하는 것이다.

물살인 사람도 갑상샘 기능저하증과 동일한 증상을 보인다. 물살이란 소위 물만 마셔도 살이 찌는 타입으로 여성에게 많으며, 살갗이 희고 오동통한 타입을 말한다. 한의학에서 말하는 전형적인 음성체질의 비만이다. 물이 정체되기 때문에 몸이 차가워지고 의욕이 없다, 무기력하다, 끈기가 없다 등의 기력 저하를 종종 호소한다. 즉 물의 정체가 기의 정체를 유발하고 우울 증상을 부르는 것이다.

여담이지만 점액수종과는 반대의 병에 갑상샘의 기능이 항진하는 바세도우병(Basedow's disease)이 있다. 이것은 갑상샘호르몬의 분비가 비정상적으로 증가해 몸 전체의 신진대사가 과도하게 활발해지는 병이다. 미열이 계속되고 안구가 돌출되기 때문에 여성은 눈이 촉촉하고 커진다. 그래서 종종 미인으로 보이기도 한다. 점액수종이 음의 병이라면 바세도우는 양의 병이라고 할지 모른다.

전 세계적으로 물 마시는 건강법을 권장하고 있는데 음성체질인 사람에게 물을 권하는 것은 어리석은 방법이다. 몸이 더욱 차가워지고 물살이 되면서 병이 심해진다.

한의학에서는 물의 정체로 인한 증상에는 이뇨작용이 있고 몸을 따뜻하게 하는 약재를 주로 처방한다. 그것이 종종 기로 인한 병에도 현저하게 효과를 내고 있다. 예를 들면 오령산(택사를 포함하여 다섯 가지 약재로 만드는 탕약), 영계출감탕의 한약 처방은 부종, 빈뇨(배뇨가 잦은 것), 설사 등에 사용되는 약이지만 현기증, 환청, 불안, 불면, 붕 뜨는 느낌, 일어섰을 때 느끼는 현기증 등의 증상에도 효능이 있다.

이와 같은 사실을 보더라도 저체온으로 인해 체내에 물이 체류하면 기의 정체로 연결된다는 것을 알 수 있다.

# Chapter 02

13 인간의 생명활동을 지탱하는 '기'란?

한의학에서는 많은 부분에서 기의 중요성을 강조하고 있다. 그렇다면 기의 정체란 무엇을 말하는 걸까?

기란 한마디로 생명에너지를 말한다. 그것이 얼마나 중요한지는 평소 사용하고 있는 말을 봐도 알 수 있다. 우리가 사용하는 단어에는 기氣가 들어간 말이 많이 있다. 공기空氣, 대기大氣, 전기電氣, 원기元氣를 비롯해 기력氣力, 기합氣合, 정기精氣, 광기狂氣, 혈기血氣 등 예를 모두 들 수 없을 정도다.

왜 이렇게 기가 붙은 말이 많은 것일까? 그 이유는 인간의 생명활동이 기에 의해 성립되기 때문이다.

기에는 태어나면서 부모로부터 이어받은 선천적인 기와, 태어난 후 스스로의 생명활동 속에서 만들어낸 후천적인 기가 있다. 후천적인 기에는 두 가지의 기가 더 있다. 호흡하고, 코로 들어온 공기를 토대로 만들어내는 하늘의 기와, 음식물이 입에서 위장으로 들어와 소화 흡수돼 만들어지는 땅의 기다.

후천적인 기(하늘의 기, 땅의 기)와 선천적인 기가 합쳐진 말이 원기元氣이며, 이것이야말로 생명활동을 유지하는 에너지원이 된다.

기는 경락이라는 기가 지나는 길을 통해 전신을 순환하고 있으며, 경락상에는 경혈(급소)이라 불리는 반응점이 있다. 한의학에서는 급소를 자극하면 경락의 기의 흐름이 좋아지고 경락이 대응하고 있는 장기의 활동이 개선된다고 보고 있다. 즉 기의 흐름이 오장육부의 건강을 좌우하고 있는 것이다. 기의 중요한 작용은 다음 3가지 점이다.

1. 공기나 음식에서 몸에 필요한 것을 꺼내 체내에서 이용할 수 있도록 한다.
2. 혈액과 수분, 산소, 영양 등 몸에 필요한 물질을 전신의 기관, 장기로 운반한다. 이로써 체열을 만들고 몸의 에너지원으로 삼는다.
3. 땀과 소변을 배설한다.

한의학의 근저에는 "기氣 · 혈血 · 수水의 흐름이 건강을 결정한다."라는 대 전제가 있다. 즉, 기 · 혈 · 수의 흐름이 원활하면 건강하고 원기가 충만하지만 그 흐름이 정체되면 병에 걸려 이곳저곳 증상이 나타난다. 때문에 기 · 혈 · 수의 흐름을 좋게 만들지 않으면 안

된다.

그러나 기는 형태가 있는 것도 아니라서 눈에 보이지도 않는다. 기의 활동을 눈에 보이는 형태로 보여주고 있는 것이 혈·수다. 혈이란 서양의학에서는 혈액, 물은 혈액 이외의 수분, 즉 임파액, 위액, 장액, 췌액, 부비강, 눈물 등 장기나 세포를 채우고 있는 온갖 체액을 가리킨다.

이제까지 봐 왔듯이 몸이 차고 저체온이 되면 물의 흐름도 나빠진다. 이것이 한의학에서 말하는 수독水毒이다. 부종, 냉증, 구토, 설사, 식은땀, 빈뇨, 빈맥, 통증 등의 증상이 나타난다. 이들은 모두 물과 냉증에서 오는 증상으로, 체내로부터 물을 빼내려고 하는 반응이다.

또 저체온이 되면 혈액의 흐름도 나빠진다. 이것은 혈액이 정체된 어혈瘀血 상태로, 어는 정체를 의미한다. 어혈은 탁한 피가 돼 "만병의 근원은 탁해진 혈액에서"라는 말 그대로 온갖 병을 불러들이는 원인이 된다.

예를 들면 결림, 통증, 염증, 출혈, 혈전, 종양, 고혈압, 동맥경화 등은 어혈로 인해 발생하는 대사적 증상이다.

혈과 수는 기의 힘에 이끌려 체내를 순환한다. 즉 기가 혈과 수를 움직이고 있는 것이다.

따라서 기가 정체되면 수체가 일어나고 혈액도 정체된다. 반대로 혈과 수의 흐름이 좋아지면 기의 흐름도 좋아진다는 상호관계가 있다.

　기는 동양의학의 개념이며, 서양의학에서 이것을 논하는 사람은 없다. 그런데 사실은 서양의학에서도 기의 존재를 다른 형태로 인정하고 있다.

　병원에서는 심장의 기능은 심전도, 근육의 상태는 근전도, 뇌는 뇌파로 조사한다. 모두 몸 속 전기활동을 조사하는 것이다.

　생명활동의 모든 것은 전기현상이며, 전신에 있는 60조 개의 세포를 움직이고 있는 것은 전기라고 해석하고 있다. 전기의 흐름이야말로 기의 흐름이라고 바꿔 말할 수 있지 않을까.

　세로토닌과 같은 뇌 내 물질도 미소한 전류를 통해 신경에서 신경으로 전달되고 있다고 본다. 신경세포에서 미세한 축색이 신장되고 있으며, 여기에 일정의 전류가 흐르면 축색(軸索:신경돌기) 끝에서 뇌 내 물질이 방출된다. 이로 인해 정보가 잇따라 전달되는 것이다.

Chapter 02

14 장기의 활동이 저하되면 마음까지 건강을 잃는다

최근 역이나 학교, 공공시설 등에서 AED(자동체외식제세동기)라는 기계를 흔히 볼 수 있다.

이것은 심장마비(심실세동이라는 부정맥)를 일으킨 사람에게 강한 전기충격을 주어 심장을 정상 상태로 되돌리는 기계다.

우울증이 심한 사람에게도 전기충격요법(전기경련요법)을 하는 경우가 있다.

두부에 전기를 통하게 해 인위적으로 경련을 일으켜(최근에는 무경련 전기 충격요법이 주류를 이룬다) 우울을 개선시키는 치료다. 항우울제가 효능이 없는 환자나 증상이 중증인 환자에게 이용하면 극적인 효과를 얻을 수 있다.

우울증에 왜 전기충격요법이 효과를 나타내는지 의학적으로는 아직 밝혀지지 않았지만 한의학적으로 생각하면 이치에 맞다. 정체된 기의 흐름을 전기충격을 통해 정상 흐름으로 되돌린다는 것이다.

이러한 치료의 유용성은 인간의 생명활동이 모두 전기현상이라는 증거다. 우울증은 기의 흐름이 나빠져 기가 부족한 상태다. 기의 흐름이 나빠지면 혈과 수의 흐름도 나빠져 몸은 차가워지고 몸 전체의 장기에 혈액이 도달하지 못한다.

혈액은 몸 전체 세포에 영양, 산소, 백혈구, 물, 호르몬 등을 운반하고 있기 때문에 혈액이 도달하지 못하면 당연히 장기도 활동을 하지 못한다. 즉 우울증은 모든 장기의 활동이 저하된 상태라고도 할 수 있다. **장기의 활동이 나빠지면 면역력이 저하돼 병에 걸리기 쉽다.**

기가 부족해서 원활하게 흐르지 않으면 정신적인 활동도 저하되고 넋을 놓게 된다거나 집중력이 떨어지고 기분이 침체된다. 마음과 몸의 모든 활성이 떨어지는 것이다.

체온이 1도 낮아지면 대사가 약 12% 저하된다고 앞서 밝혔는데, 12%나 대사가 떨어지면 장기 기능도, 정신적인 활동도 둔해져 전신의 힘이 빠져 무기력해진다.

우울증은 마음의 병이라고 생각하기 쉽지만 이와 같이 마음뿐 아니라 심신의 활성이 저하된 상태다.

Chapter 02

15 우울증을 치료하는 한약은 **몸을 덥히는 약**

우울증은 역사 이래로 인류와 함께 있었으며 처음으로 우울증을 병으로 정의한 것은 고대 그리스 시대 의사인 히포크라테스라고 한다.

한의학에서는 2천 년 전부터 우울에 효능이 있는 약으로 반하후박탕이 유명하다. 이 약은 목구멍에 뭔가 걸린 것처럼 삼켜도 내려가지 않고 뱉어도 나오지 않는 증상에 처방한다. 꼭 매실의 씨가 목에 막힌 것 같은 느낌이라 해서 매핵기梅核氣라고 한다. 서양의학에서 말하는 히스테리구와 동일한 증상을 나타낸다.

매핵기는 기가 정체되는 전형적인 증상으로 신경증과 자율신경실조증이 있는 사람에게 자주 발견된다. 목 부근에 기가 막혀 있기 때문에 자주 딸꾹질을 하는 것이 특징이다.

매핵기에 효능이 있는 반하후박탕은 차조기와 생강을 중심으로 복령(말굽버섯과), 반하(토란과), 후박(후박나무 껍질)의 5가지 맛을 배합한 약이다.

차조기와 생강은 2천 년 전부터 기를 열어주는 약으로 알려져 있다. 즉 기의 정체를 개선하는 약으로 널리 사용돼 왔다. 반하라는 식물은 소화관에 작용하고 구토를 치료하는 약, 후박과 복령에는 마음을 진정시키는 작용이 있다.

우울이나 불안, 쓸데없는 걱정으로 견딜 수 없을 때 이 약을 처방하면 증상이 편해진다.

반하후박탕에 못지않게 우울증에 효과가 있는 것이 영계출감탕이다. 이것은 복령, 창출, 계피, 감초를 배합한 약으로 복령과 창출에는 이뇨작용이 있고, 계피에는 혈행을 촉진하는 작용이 있다. 감초는 대부분의 한약 처방에 들어있는 생약으로 부작용을 완화시키는 완충제와 같은 역할을 한다. 즉 영계출감탕은 몸의 냉증과 물을 제거해 혈행을 좋게 하는 약이라 할 수 있다.

우울증 개선에 효과를 나타내는 약재는 대략 200 종류 이상이지만 가장 널리 사용하는 것이 영계출감탕이라 할 수 있다.

우울, 불안은 물론이고 어깨 결림, 현기증, 두통, 환청, 동계, 들뜬 기분, 밖을 보면 눈이 부시는 등의 증상에도 효능이 있다. 이것은 모두 물 정체, 기 정체에서 오는 냉병들이기 때문이다.

또한 불면증에는 산조인탕(멧대추 씨)과 계지가용골모려탕과 같은 한약이 잘 듣는다. 둘 다 몸을 따뜻하게 하고 신경을 안정시키는 작용이 있다.

항우울제든 수면제든 서양 약은 몸을 차게 만든다. 화학적으로 합성된 약은 애초에 우리 몸에는 하나의 이물질이기 때문에 체내에 들어가면 스트레스가 돼 교감신경을 긴장시킨다. 그 결과 혈관이 수축돼 혈류가 나빠지고 몸을 차게 만든다.

따라서 항우울제나 수면제를 복용하면 일시적으로 증상이 완화될지 모른다. 하지만 장기적으로는 결국 몸을 차게 만들어 증상을 악화시키는 일도 적지 않다. 우울증이든 불면증이든 그 뿌리에 있는 것은 냉증이기 때문에 몸을 차게 하면 오히려 증상이 악화되고 더욱 강한 약을 복용해야 하는 악순환에 빠진다.

양약도 사용하는 방법에 따라 다르겠지만 우선은 근본적인 원인인 냉증과 물을 제거하고 몸을 따뜻하게 하는 약을 처방한다. 우울증이라 생각되면 우선 몸을 따뜻하게 해 여분의 물을 빼내야 한다. 몸을 따뜻하게 만드는 것은 평소 생활에서도 얼마든지 가능하다. 이 책을 끝까지 읽으면 그 해답이 보일 것이다.

Chapter 02

16 온천은 몸뿐 아니라 **마음의 병**에도 효과적이다

어느 우울증 환자가 보양시설을 찾아왔다. 당근사과주스 단식으로 체질을 개선하기 위해서였다.

환자는 진찰 중에 생기가 전혀 없고 금방이라도 죽을 것 같을 정도로 침울해져 있었다.

그런데 보양시설에 있는 온천에 들어간 지 얼마 후에 조금 전과는 사람이 바뀐 것처럼 건강해졌다. 이러한 예는 자주 있는 일로 몸이 따뜻해지면 일시적이든 우울은 개선된다.

사우나의 발상지인 핀란드는 자살이 많은 것으로 알려져 있다. 춥고 일조시간도 상당히 짧기 때문에 몸이 차가워져 우울증에 걸리는 것도 무리는 아니다. 그래서 사우나 목욕이 발명된 것은 자연적인 현상이었다고 볼 수 있다.

사우나에 들어가면 몸이 따뜻해지고 땀도 난다. 저체온의 원인인 체내에 체류하고 있는 물도 땀으로 함께 빠져나오기 때문에 우울증이 있는 사람에게는 몸을 따뜻하게 하는 매우 좋은 방법이다.

우울증 환자의 병 상태가 개선되면 예외 없이 체온이 올라간다. 36도 이하였던 사람이 보통 36도 이상이 되는 것이다.

가령 35.5도였던 A 씨는 36.3도가 되고, 35.7도였던 B씨는 36.2도로 올라갔다. 이러한 예를 들면 끝이 없는데 체온 상승과 함께 우울증도 개선되고, 또 우울증이 개선되면 체온도 상승한다. 따라서 우울증이 의심될 때는 먼저 체온을 재라.

체온은 심신의 건강을 재는 바로미터기 때문에 체온이 36.5도 정도까지 올라가면 마음도 몸도 건강한 것이다.

또한 체온은 하루 동안 변동하기 때문에 가능한 같은 시간대에 측정하면 좋다. **1일 평균체온이란 오전 10시에 측정한 체온**을 말한다.

박영철 원장의 tip

우울증과 불임은
그림자 같이 따라온다

저체온으로 인해 심적으로는 우울증이 오지만 몸으로 보면 여성에 있어 난소기능의 저하와 호르몬의 분비에 지장이 생기고, 자궁 근육층과 내막 위축으로 혈액량의 유입이 줄어 배란불순, 생리불순, 불임 등이 발생할 수 있다. 평소에는 생리통으로도 심각하게 고생하는 원인이 된다.

옛날에는 온돌방문화였으나 요즘은 생활환경이 많이 변해 자칫 잘못하면 우리 생활이 우리 몸을 냉하게 만들기 쉽다.

특히 요즘의 젊은 여성들은 겨울에도 미니스커트를 주로 입고, 노출이 심한 옷을 선호한다. 이런 생활습관 때문에 생리통과 수족냉증으로 고생하는 여성들이 적지 않다.

여성 난소의 기능 저하는 에스트라디올과 프로게스테론의 분비를 줄여 기초체온상의 저온기 기간이 늘고, 그러다보니 정상적인 난자의 배란이 어려워진다. 또 여성호르몬 부족으로 인한 우울, 조울, 짜증이 반대적 악순환으로 늘게 된다. 특히 성기능이 약해져 성욕 저하, 성교통, 불감증이 발생하기도 한다. 그로 인한 불만도 다시 늘게 되는 악순환이 끝없이 반복되는 것이다.

그러니 이런 상관관계의 증상과 불임 환자들은 난막 강화 등을 통해 난소 기능을 강화하고, 자궁의 혈행을 개선해주어야 한다. 그렇게 하면 체온도 상승하고, 수족 냉증이 없어지며, 우울증과 불임을 한 번에 날려버릴 수 있게 된다.

체험수기

'가면우울증'이 3개월 만에 개선…
7kg 감량돼 심신도 건강해졌어요!

T 씨(30세, 남성)

T 씨(30세, 남성)는 신장 168cm에 체중은 75kg이다. 얼굴이 하얗고 약간 살이 찐 전형적인 음성체질이다. 내원했을 때 병원에서 '가면우울증'으로 진단을 받고 정신안정제, 항우울제, 수면약 등을 복용하고 있었다.

이야기를 들어보면 발단은 3년 전, 겨울 감기를 앓았던 것에서 시작되었다. 항생물질과 해열제를 3주간 복용한 후, 감기 증상은 좋아졌지만 컨디션이 좋지 않았다. 몸이 무겁고 일의 능률도 오르지 않고 깊은 잠을 이루지 못하는 날이 계속되었다. 상태는 서서히 악화돼 차츰 불안이나 초조감을 느끼게 되었다.

여름을 맞아 극심한 더위로 인한 불쾌증상을 맥주로 달래고, 사무실에서든 집에서든 냉방을 틀었다. 그러자 사지 관절이 아프고 두통도 나타나 회사에 가는 것도 힘들어졌다. 그래서 가까운 병원에서 진찰을 받은 결과 '가면우울증'으로 진단을 받았다.

T 씨는 도쿄대 출신의 수재이며, 컴퓨터 관련 일을 하고 있었다. 회사에서는 커피를 1일 5~6잔 마시고, 아침은 빵과 샐러드와 커피, 점심은 스파게티 혹은 피자, 밤에는 불규칙하고 잠자리에 들기 전 야식을 먹는 일도 잦았다고 한다. 체온을 재면 35.9도밖에 안 되고 배를 진찰하면 물장구치는 소리가 나고 배가 얼음처럼 차가웠다.

T 씨의 우울증 원인은 아무리 생각해도 냉증 때문이었다. 그래서 식생활부터 바꾸도록 했다. 우선 빵과 커피를 끊고 아침은 밥, 된장국, 낫토, 멸치 등의 일식, 점심은 국수에 고춧가루와 파를 듬뿍 얹고, 저녁도 일식 중심으로 하고 아무쪼록 과식하지 않도록 주의했다. 또 냉증의 큰 원인인 물을 배설하기 위해 영계출감탕을, 기가 막힌 것을 해소하기 위해 반하후박탕을 처방하고, 가능한 것도록 하고 입욕과 사우나로 충분히 몸을 따뜻하게 하도록 충고했다.

우울병에 걸리는 사람은 원래 성실한 사람이 많다. T 씨도 그것을 성실하게 실행했다. 3개월 후 체온은 36.7도로 상승했고, 체중도 7kg 줄어 심신 모두 건강하고 컨디션도 좋아졌다.

밤에도 잠을 잘 잘 수 있었기 때문에 정신안정제도 수면제도 필요 없게 됐다. 만약을 위해 현재는 항우울제를 3분의 1의 양으로 줄여서 복용하고 있다.

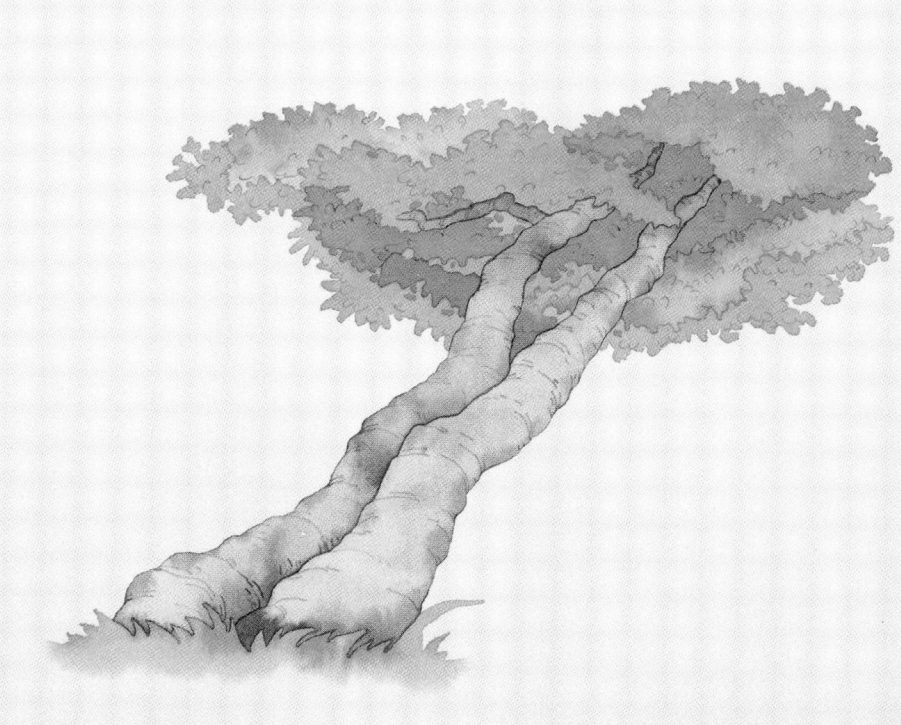

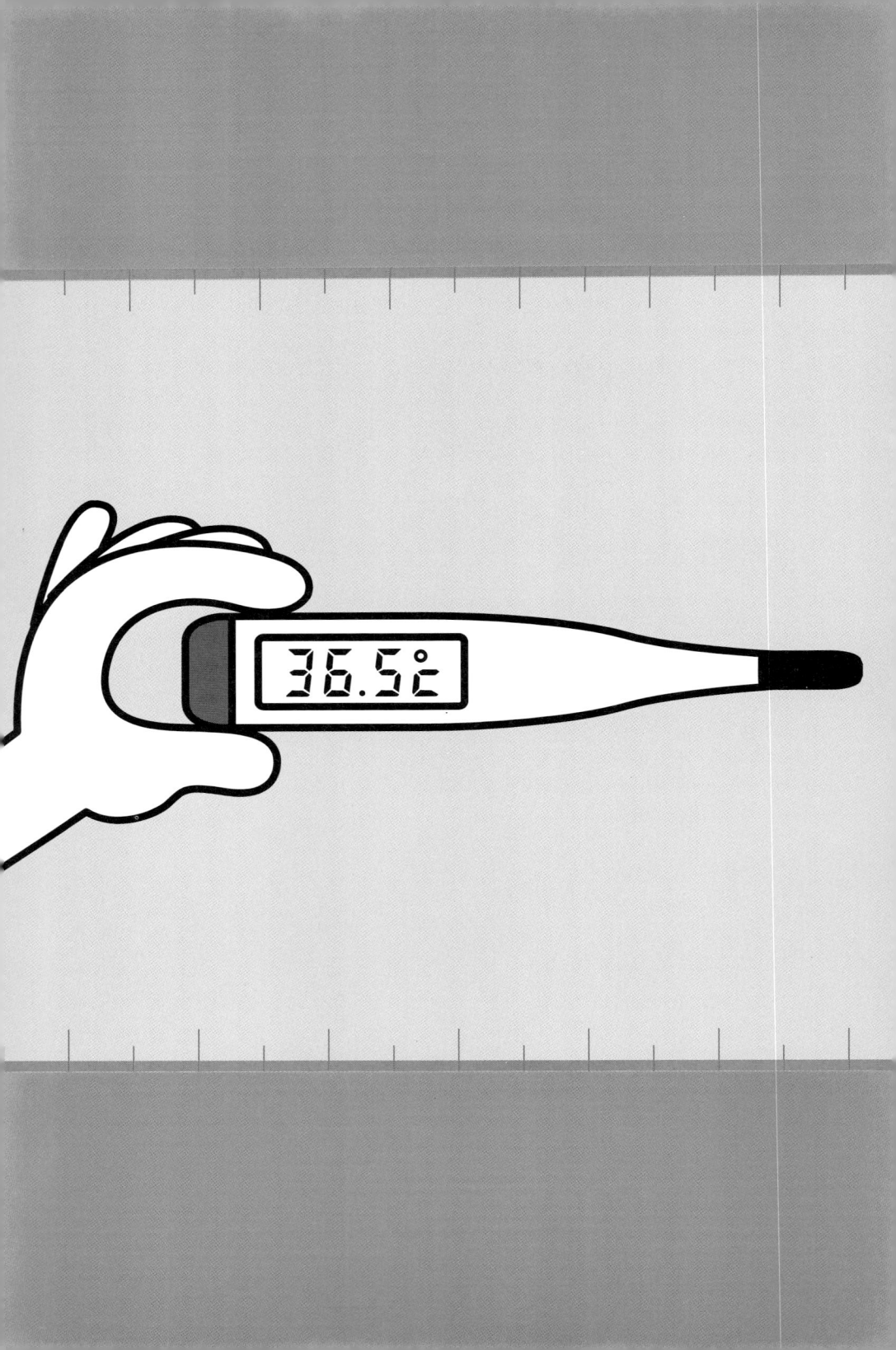

Chapter 03

우울증에 걸리기 **쉬운 사람** & 우울증에 잘 **걸리지 않는 사람**

우울증에 걸리기 쉬운 사람은 얼굴빛이 하얗고 키가 크며 머리는 까칠하고 눈이 큰 사람이다. 이런 사람은 체질적으로 걱정을 많이 하는 타입이다. 그런 반면 붉은 얼굴에 땅딸막하고 머리가 벗겨진 타입은 우울증에 잘 걸리지 않는다.

Chapter 03

01 장수국가 일본의 문제는 **저체온증!**

어느 정신과의사에 의하면 자살하는 사람의 90% 이상은 우울병, 혹은 우울 상태에 있다는 것이다. 만약 그렇다면 이런 상태를 개선할 수 있으면 자살을 막을 수도 있지 않을까?

예부터 자살대국이라 하면 핀란드, 스웨덴 등 북유럽 국가들이었다. 일본에서도 자살이 많은 지방은 아키타현, 아오모리현, 니가타현, 이와테현 등 춥고 눈이 많이 내리는 지역이다.

니가타에 살고 니가타대학교 대학원 교수인 세계적 면역학자 아보 도오루 교수도 니가타현에는 우울병과 자살자가 많고 특히 날씨가 안 좋은 날이 계속되는 11월부터 1월에 걸쳐 자살자가 증가한다고 했다.

최근 세계의 자살률을 보면 1위가 리투아니아, 그 뒤로 벨라루스, 러시아, 슬로베니아, 헝가리, 카자흐스탄, 라트비아로 이어져 일본은 8번째다. 구 동유럽 제국이나 러시아에 자살자가 많은 것이 눈에 띄는데, 냉전 종결 후 체제붕괴로 인한 혼란이 자살에 박차를 가했을 것으로 생각된다. 하지만 모두 추운 나라라는 사실에는 변함이 없다.

그런 반면 이탈리아나 인도, 라틴아메리카 등 더운 나라는 모두 자살률이 낮은 편이다. 양기陽氣라는 말이 있듯이 양기가 좋은 더운 지방에서는 기분도 양이 돼 기분이 침울해지는 일도 적을 것이다. 브라질에서 삼바춤을 추고 있는 사람이 우울증에 걸린다고는 도저히 생각할 수 없다.

10만 명에 점하는 자살자의 비율을 자살률이라고 하는데 일본은 25.5명이다. 이것은 세계에서도 톱클래스다. 세계에서 최장수를 자랑하는 일본이 자살국이라는 것도 얄궂은 이야기다.

그러나 세계 지도를 보면 일본은 온대에 속하고 기후적으로 결코 추운 나라는 아니다. 그래도 자살률이 높고 우울증에 걸리기 쉬운 것은 왜일까?

그것은 일본인의 몸이 차가워져 저체온화 되었기 때문이라고 할 수 있다. 우울과 자살, 저체온의 관계를 과학적으로 실증한 사람이 있다. 미국의 정신과 의사인 C밀러바일 의사다. 그는 18년에 걸쳐 4000명의 정신질환자를 추적 조사하여 자살한 환자의 체온은 평균체온보다 모두 낮았다는 데이터를 발표하기도 했다.

Chapter 03

02 태양과 달과 우울증의 밀접한 관계

앞서 니가타에서 11월부터 1월에 걸쳐 자살자가 많다는 아보도오루 교수의 이야기를 소개했다.

사실 우울병에는 계절에 따라 발병하는 계절성 우울병이라는 병이 있다. 여름이나 겨울 등 계절에 따라 발병하는 우울병을 말하는데, 압도적으로 많은 것은 11월부터 2월 추운 시기에 우울병의 증상이 나타나 봄이 되면 개선된다는 동계우울병이다. 젊은 여성에게 많고 우울병과 비슷한 울병상태(기분 침체나 우울감)에 더해 과식이나 과수면 증상이 나타난다.

동계우울병에는 일반적으로 항우울제가 효과가 없다. 그 대신 효과가 있는 것이 라이트박스를 이용한 광光요법이다. 20와트의 형광등을 3개 늘어놓고 라이트박스를 만들어 그 빛을 이른 아침

30분 이상 쬐는(구체적으로는 1분간 4~5초 광원을 주시한다) 치료법이다. 80% 이상의 환자에게 치료효과를 인정받았다. 즉 동계우울병은 빛 부족이다.

겨울은 일조시간이 짧기 때문에 수면과 깊은 관련이 있는 멜라토닌이라는 호르몬의 분비가 흔들려 체내시계가 고장 난다. 그래서 수면장해가 일어나기도 하고 울병 상태가 되는 것인데, 이른 아침 빛을 쬠으로써 체내시계에 봄이 왔다는 착각을 주어 생체리듬을 정돈하는 것이다.

동계우울병은 젊은 여성에게 많은 것이 특징이다. 그리고 오늘날 젊은 여성들의 경우 냉증에 걸린 사람이 매우 많고 게다가 냉증이 중증화되고 있는 추세다.

한의학에서 말하는 냉증은 체내에 물이 정체(수체)돼 몸이 차가워졌다는 얘기다. 게다가 동계는 외부 기온이 낮아 몸이 더욱 차가워진다. 냉증에 찬기가 더해 동계우울병이 발병하기 쉬워지는 것이다.

일조시간이 짧은 설국에 우울병과 자살률이 많다는 사실에서도 알 수 있듯이 우울증에는 기온과 일조시간이 크게 관련돼 있다. 태양 빛이 가득 비추고 있는 양지는 따뜻해도 응달은 춥다. 응달에 오래 있으면 몸이 차가워져 체온도 떨어진다. 그리고 저체온이 되면 마음이 울적해진다. 이것은 일상생활에서도 자주 경험하는 일이다.

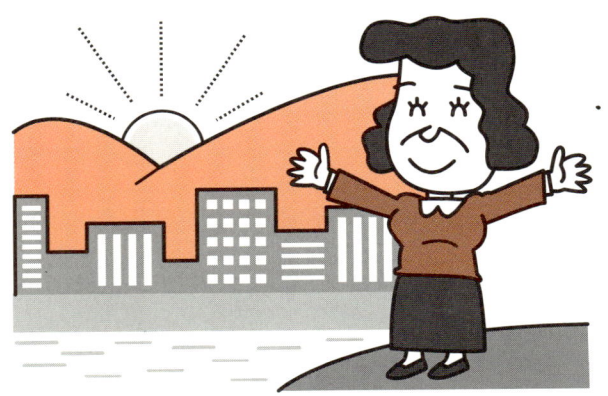

　우울증은 음의 병으로 태양광 부족이 하나의 원인이다. 태양은 양을 대표하기 때문에 우울 개선을 성공시키는 것은 당연하다. 음양론으로 생각하면 모두 납득이 간다.

　음양론에서는 태양은 양인데 반해 달은 음이다. 새빨간 태양 대 푸른 달의 대비다. 색을 보더라도 붉은색은 양의 색이고 몸을 따뜻하게 하는 작용이 있지만 푸른색과 흰색은 음의 색으로 몸을 차게 만드는 작용이 있다.

　살인사건, 교통사고, 부부싸움, 자살 등은 보름달 밤에 많이 발생한다고 한다. 마치 추리소설의 한 소절 같지만 이것은 과학적인 조사에 기초한 사실이다. 미국 뉴욕시 시립병원에서 365일간 조사한 결과 신기하게도 보름달이 뜬 날에 다양한 사건, 사고가 일어났다는 사실이 밝혀졌다.

　달을 영어로 하면 moon, 또는 luna라고 한다. luna를 사용해

"He is lunatic"이라고 하면 "그는 머리가 이상하다."는 의미가 된다. 즉 정신적으로 병들어 있다는 것으로 달은 마음의 병과 밀접한 관계가 있다. 인도에서는 더욱 간단명료하게 정신병을 '달의 병'이라고 한다. 달에는 사람의 마음을 혼란시키는 뭔가가 있는 것일까?

태양을 보고 슬퍼진다는 사람은 없지만 달을 보면 왠지 슬퍼지는 것은 누구나 마찬가지일 것이다. 시인 하기와라 사쿠타로는 〈달에 울부짖는다〉라는 유명한 시집을 냈다. 이때 그도 분명 기분이 침체되고 울적한 상태였을 것으로 추측된다. 이상을 보더라도 우울증과 같은 마음의 병은 냉병으로 파악된다.

Chapter 03

03 머리가 벗겨진 사람은 **우울증**에 걸릴 확률이 낮다

오래 전 일인데 어떤 문제로 사직한 전 국회의원이 자살했다는 뉴스가 나왔다. 보도에 의하면 그는 그 전부터 우울병으로 정신과의 치료를 받고 있었다고 한다.

얼굴빛이 하얗고 머리카락이 거칠고 2중 눈꺼풀의 큰 눈이 인상적인 전 의원은 전형적인 음성체질이다. 풍기는 외모에서 그가 우울증에 걸리기 쉽고 자살할 위험성이 있다는 것을 예견할 수 있었다.

우울증에 걸리기 쉬운 사람은 보면 바로 알 수 있다. 전 의원과 같이 얼굴빛이 하얗고 키가 크며 머리는 까칠하고 눈이 큰 사람은 체질적으로 걱정을 많이 하는 타입이다. 이와 반대로 붉은 얼굴에 땅딸막하고 머리가 벗겨진 타입은 우선 우울증에 걸릴 염려는 없다.

　이제까지 강조해온 것처럼 음성체질인 사람은 우울증에 걸리기 쉽다. 음성체질의 특징은 얼굴이 하얗고 키가 크다(혹은 물살이 있는 사람), 머리숱이 많다, 눈이 크다와 같이 온갖 미남미녀 타입이다.

　그럼 왜 음성체질이 우울증에 걸리기 쉬울까?

　그것은 몸이 차갑기 때문이다. 음성체질인 사람은 열을 만들어내는 근육이 적고 물과 지방이 많다. 지방도 내용을 분해하면 물이 대부분을 차지하기 때문에 몸을 차게 한다. 때문에 몸이 차가워져 있고 그러다보니 태양의 열을 찾아 키가 커지거나 옆으로 넓어진다.

　음양론에서 키가 커지는 상태, 옆으로 찌는 상태는 음의 속성이다. 즉 힘을 몸 안에 보관 유지할 수 없어 확산하는 상태다. 때문에 위로 올라가거나(장신화), 옆으로 퍼진다(비만화).

　반대로 장은 긴장해 수축된 상태다. 똑같은 비만이라도 음성체질인 사람은 물살비만이 되고 양성체질은 단단하게 긴장된 근육비만이 된다는 큰 차이가 있다.

Chapter 03

04 일본 작가 중에는 우울 체질이 많았다

아쿠타가와 류노스케, 다자이 오사무, 쿠니키다 돗포, 이시가와 다꾸보꾸, 카와바타 야스나리, 오자키 코요, 나츠메 소세키, 모리 오가이 등 쟁쟁한 일본 문학자의 이름을 들어봤다.

그들에게는 한 가지 공통점이 있다. 작가들 모두 머리카락이 덥수룩하고 안색은 창백해 누가 봐도 소설가의 풍모를 갖추고 있다는 점이다. 붉은 얼굴에 땅딸막하고 머리가 벗겨진 타입은 한 사람도 없다.

작가들에게 공통되는 부분이 음성체질이다. 근육이 적고, 지방과 물을 저장해 몸이 차가워진 타입이다. 그리고 음성체질인 사람은 우울증에 걸리기 쉽다. 사실 사인을 보면 아쿠타가와 류노스케, 다자이 오사무, 카와바타 야스나리는 자살, 이시가와 다꾸보꾸, 쿠니키다 돗포, 모리 오가이는 결핵, 나츠메 소세키는 위궤양, 오자키 코요는 위암으로 모두 음성체질이 걸리기 쉬운 병으로 죽었다.

필자가 이 사실에 눈을 돌리게 된 것은 이시가와 다꾸보꾸의 연구로 유명한 이와테대학의 명예교수 오사와 박사를 만났을 때였다. 박사님이 이렇게 말씀하셨다. "다꾸보꾸는 우울병이었다."

분명히 다꾸보꾸의 풍모에서 음성체질을 간파할 수 있다. 남겨진 가집, 한줌의 모래, 슬픈 완구를 보더라도 슬프다, 외롭다, 운다, 눈물과 같은 비관적인 단어가 줄지어 나오고 있다. 기쁘다, 즐겁다, 웃는다와 같은 양의 표현은 거의 발견할 수 없다.

이런 사실을 계기로 생각해본 결과 일본의 작가는 우울증에 걸리기 쉬운 음성체질이 많다는 사실에 이르렀다.

어느 날 작가이자 도쿄 도지사이기도 한 이시하라 신타로에게 이렇게 말했던 적이 있다.

"작가 중 머리가 벗겨진 붉은 빛의 얼굴인 양성체질은 그다지 없네요. 집에 틀어박혀 펜을 돌리는 일은 양성체질인 분에게는 맞지 않으니까요."

그러자 이시하라 선생은 즉석에서 "아니, 그렇진 않아."라고 부정했다.

"그럼, 그렇지 않은 분의 이름을 들어주시죠."라고 말하자 "쿠보다 만타로씨라든가…"라고 말하자마자 말문이 막혔다. 그 다음 말이 이어지지 않아 머쓱해졌다.

이시하라 신타로 선생도 장신에 머리숱이 많다. 훌륭한 소설가의 풍모이며 틀림없는 음성체질이다. 단 바쁜 중에도 주 3~4일 수영이나 테니스로 근육을 단련시키고 있기 때문에 건강을 유지하고 있지만….

Chapter 03

05 인간이 **우주의 균형** 속에서 살아간다는 의미

여기서 간단하게 음양론에 관해 알아보자. 한의학에서는 우주에 있는 모든 것을 음과 양으로 구분하고, 음양의 균형을 기준으로 모든 사물이 성립된다고 보고 있다.

여기서 음과 양은 서로 대립하는 것이면서도 한 쪽이 없으면 다른 쪽이 성립되지 않는다는 의존관계에 있다. 그것은 동전의 양면성 같은 것으로 서로 상반되면서도 협력해서 통일된 하나의 사물을 만들어내고 있다.

애초에 이 사고는 빛이 비치는 곳이 양, 그늘이 되고 있는 곳(해가 비치지 않는 곳)이 음이라는 소박한 생각에서부터 시작됐다. 음과 양은 각각 단독으로 존재하는 것은 아니고, 쌍방이 서로를 필요로 하고 세트로 존재하고 있다.

낮과 밤, 태양과 달, 남자와 여자, 밝음과 어둠, 하늘과 땅, 열과 냉, 남방과 북방, 겉과 속, 앞과 뒤, 위와 아래, 플러스와 마이너스, 육체와 정신⋯ 이것들은 어느 것이든 양과 음(앞이 양이고 뒤가 음)의 관계에 있다. 자연계에 있는 것은 이와 같이 모두 음과 양으로 나뉘어져 있다.

색에도 음과 양이 있다. 빨간색・검은색・등불과 같은 따뜻한 색 계열은 양, 파란색・흰색・초록색과 같은 차가운 색 계열은 음의 색이다. 새빨간 태양이 양의 상징이며, 창백한 달빛이 음의 상징이듯이 색도 양(열)과 음(냉)을 나타내고 있다.

우리들이 평소 먹고 있는 식품도 색에 따라 음과 양으로 나눌 수 있다. 즉, 붉은색・검은색・갈색과 같은 따뜻한 색 계열의 식품은 양성식품, 푸른색・흰색・녹색과 같은 차가운 색 계열의 식품은 음성식품이다.

그리고 **양성식품은 몸을 따뜻하게 하는 작용이 있고 음성식품은 몸을 차게 하는 작용이 있다.**

인류는 예부터 더운 계절에는 몸을 차게 하는 음성식품을, 추운 계절에는 몸을 따뜻하게 하는 양성식품을 섭취해 체내 음양의 균형을 맞춰왔다. 균형이 맞춰졌을 때 건강을 유지할 수 있다고 본다.

Chapter 03

06 나는 **더위**에 약한 타입일까? **추위**에 약한 타입일까?

 음양론이 우주를 지배하는 법칙이라면, 우주의 일부인 우리 인간도 음양론에서 벗어나 살 수 없다. 인간도 음양론의 지배하에 있으며 각기 음성체질과 양성체질로 나눌 수 있다.

 이 두 가지 체질은 전혀 반대의 특성을 가지고 있다. 양성체질인 사람은 근육질에 단단하게 살이 찌고 많이 움직여 건강하고 식욕도 왕성하다. 외견적으로는 혈색이 좋고 머리숱은 적고 소리가 크다. 땅딸막하고 붉은 얼굴, 머리가 벗겨진 전형적인 아저씨 타입이다. 이 타입이 땅딸막하게 보이는 것은 근육이 발달돼 있어서 목이나 손발이 짧게 보이기 때문이다.

 또 근육이 발달했기 때문에 체온이 높아 더위에 약하다. 그렇기 때문에 땀을 잘 흘리고 차가운 음료를 좋아한다. 성격은 쾌활하고 밝으며 적극적인 사고를 갖고 있다. 이러한 사람은 기가 왕성해서 생명에너지가 넘친다.

그런 반면 음성체질인 사람은 근육이 적고 그만큼 물이나 지방을 축적하고 있어서 냉증이 있고 체온도 낮다. 따라서 추위에 약하고 따뜻한 음료를 좋아한다. 냉방 속에서는 무릎담요나 웃옷이 손에서 떠나지 않는다.

외견상으로는 얼굴빛이 창백하고 마르고 키가 크다든지 통통하다. 여성에게 많은 피부가 흰 통통한 물살 타입은 전형적인 음성체질이다. 남성의 경우는 머리숱이 많고 나이가 들면서 흰머리가 많아지는 타입이다.

음성체질은 먹는 양이 적고 목소리도 작으며 양성체질과 같은 건강미는 없다. 섬세하고 신경질적이며 쓸데없는 걱정이 많고 남의 눈을 의식하는 경향이 있다.

전반적으로 패기가 없고 생명에너지가 저하돼 있기 때문에 한의학에서 말하는 기가 허하고 기울증이 되기 쉽다. 음성체질에 우울 증세가 많은 것은 체질만 보더라도 당연하다.

또 음과 양 어느 쪽에도 속하지 않는 '간성체질'도 있다. 근육이 붙은 정도도, 신장도, 체중도 적절한 체질로 가장 건강한 체질에 가깝다고 할 수 있다. 자신이 어느 체질에 맞는지 〈음성·양성의 체질 체크표〉로 알아보자. 만약 음성체질 경향이 강하다면 우울증에 대한 각별한 주의를 기울이여야 한다.

내 체질은 무엇일까? 양성 혹은 음성 체질 체크표

	A	B	C
• 신장	☐ 작은 편	☐ 보통	☐ 큰편
• 근육	☐ 근육질	☐ 어느 쪽도 아니다	☐ 말랑말랑하다
• 자세	☐ 등이 곧다	☐ 어느 쪽도 아니다	☐ 고양이등
• 얼굴모양	☐ 둥근 얼굴	☐ 어느 쪽도 아니다	☐ 길쭉한 얼굴
• 머리카락	☐ 숱이 적다(대머리)	☐ 연령에 따라	☐ 많다 (나이가 들면 백발)
• 목	☐ 굵고 짧다	☐ 어느 쪽도 아니다	☐ 가늘고 길다
• 눈	☐ 가늘고 한겹 눈꺼풀	☐ 이중으로 가늘던지, 한겹으로 두껍다	☐ 크고 이중눈꺼풀
• 피부빛	☐ 붉고~갈색	☐ 희지도 검지도 않다	☐ 살갗이 희다~창백하다
• 목소리	☐ 굵고 힘차다	☐ 어느 쪽도 아니다	☐ 작다, 쉰목소리
• 어투	☐ 빠르고 공격적	☐ 어느 쪽도 아니다	☐ 여유 있고 온화하다
• 행동	☐ 빠르고 힘차다	☐ 어느 쪽도 아니다	☐ 느리고 허약하다
• 성격	☐ 적극적, 자신만만, 낙천적, 밝다	☐ 어느 쪽도 아니다	☐ 소극적, 자신감없다, 비관적, 어둡다
• 체온	☐ 높다	☐ 36.5도 전후	☐ 낮다
• 맥박	☐ 빠르다	☐ 중간 정도	☐ 약하다
• 혈압	☐ 높은 편	☐ 정상 범위내	☐ 낮은 편
• 식욕	☐ 왕성하다	☐ 보통	☐ 그다지 없다
• 대변	☐ 굵고 단단하다	☐ 보통	☐ 연하고 가늘고 변비 느낌
• 소변색	☐ 짙다	☐ 노란색	☐ 투명에 가깝다
• 소변 횟수	☐ 1일 5~6회	☐ 1일 7회 전후	☐ 1일 8회 이상 또는 4회 이하
합계	점	점	점

채점방법

1 신장부터 19 소변횟수까지의 항목에서 ABC란에서 자신에게 해당하는 것을 체크한다. 모든 체크가 끝났다면 A란은 1항별+1점, B란은 모두 0점, C란은 1항별 마이너스 1점으로 하고 점수를 합계한다.

당신의 득점은

A (+   ) + C (-   ) = (   ) 점

체질판정

플러스 11점 이상 강한 양성체질
플러스 4점~플러스 10점 양성체질
마이너스 3점~플러스 3점 간성체질(알맞다)
마이너스 4점~마이너스 10점 음성체질
마이너스 11점 이하 강한 음성체질

Chapter 03

07 음성체질은 마음의 병에 걸리기 쉽다

사람은 모두 성격과 체형이 다르듯 체질에 따라 걸리기 쉬운 병도 다르다. 음성체질은 우울증과 불면증, 패닉장해, 불안신경증 등 마음의 병에 걸리기 쉽지만 양성체질은 그다지 걱정이 없다. 그러나 양성체질이야말로 주의하지 않으면 안 되는 병도 있다.

근육질에 스포츠맨 타입의 양성체질은 젊었을 때부터 건강하다. 본래 쾌활하고 모든 일에 구애받지 않는 성격이기 때문에 스트레스에 직격탄을 받아도 컨디션이 떨어지는 일이 거의 없다.

그러나 대사증후군에는 주의해야 한다. 땅딸막한 체형을 보더라도 나이가 들수록 배에 지방이 붙기 쉽다.

젊었을 때부터 건강하고 식욕이 왕성한 양성체질인 사람은 과식으로 인한 영양 과잉으로 혈액이 탁해지기 쉽다. 고혈압, 당뇨병, 지질이상증(고지혈증), 통풍, 비만, 뇌졸중, 변비, 서구형 암(폐암, 대장암, 여성이라면 자궁암이나 유방암) 등 각종 생활습관병이 대기하고 있다.

원래 건강에는 자신이 있는 타입이기 때문에 좋아하는 것을 마음껏 먹는 사람이 많다. 과식으로 인해 배에 혈액이 모이고 전신에 혈액이 돌지 않아 몸이 찬 사람도 있다.

그런 반면 추위에 약하고 체온이 낮은 음성체질인 사람은 체내에 물이 고여 있는 데다 체열과 기(생명에너지)가 부족하다. 그렇기 때문에 저혈압, 빈혈, 위염, 위궤양, 위암, 알레르기, 만성관절 류머티스 등에 걸리기 쉽다. 그 외에도 어깨 결림이나 불면증, 현기증, 환청, 냉병, 부종, 설사나 변비 등 다양한 자율신경실조증으로 고민한다. 음성체질인 사람은 양성체질인 사람과 달리 스트레스에 약한 타입이기 때문에 자율신경의 균형을 무너뜨리기 쉽기 때문이다.

Chapter 03

08 체온이 낮은 남성은 **섹스**도 약하다

한의학의 음양론에서 남성은 양이고, 여성은 음이다. 따라서 본래는 여성에게 음성체질이 많고, 남성에게는 양성체질이 많다. '본래는' 이라고 굳이 적은 것은 본래의 모습이 지금 변질되고 있기 때문이다.

지금은 현대인의 체온 저하와 함께 음성체질의 남성이 증가하고 있는 추세다. 주위를 둘러봐도 땅딸막하고, 붉은 얼굴이라는 전형적인 아저씨 타입을 찾아볼 수 없게 됐다.

반대로 얼굴빛이 희고 장신, 흰머리의 신사풍, 음성체질의 남성이 증가하고 있다. 최근 50년간 남성의 체온이 떨어지고 있다는 명백한 증거다. 그 배후에는 남성을 습격하고 있는 과혹한 스트레스가 있다.

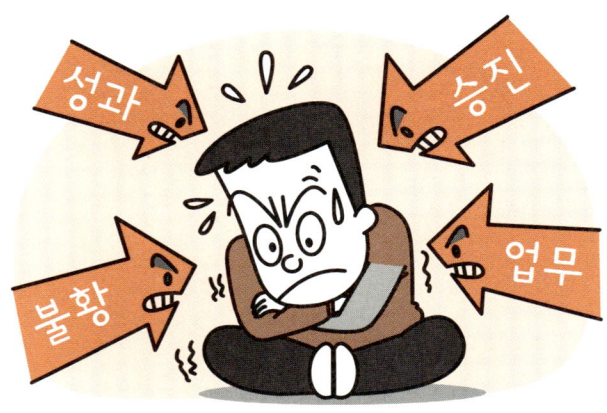

　강한 스트레스를 받으면 우리 몸의 교감신경이 자극을 받는다. 그 결과 혈관이 수축하고 혈류가 나빠져 몸이 차가워진다. 최근 몇 년 간의 불황, 구조조정, 도산, 고용불안, 성과주의 등 많은 문제가 남성들에게 직격탄을 날리고 있다. 이렇게 되면 몸이 차가워지는 것은 당연한 결과다. 남성의 저체온화는 여성 이상으로 급속히 진행되고 있다는 얘기다. 바꿔 말하면 남성의 여성화가 진행되고 있다고도 볼 수 있다.

　좀 더 깊이 들어가면 **저체온화는 지금 화제가 되고 있는 초식계 남자의 증가와도 결코 무관하지 않다.** 초식계 남자란 가정적이고 상냥하며 섹스를 포함한 '육욕'에는 담백한 경향이 강한 남자를 말한다. 이 모습은 남성호르몬의 작용이 약해진 음성체질의 남성과도 겹쳐진다.

남성호르몬은 고환이나 부신 외에 근육세포 속에서도 만들어져 분비된다. 때문에 근육을 단련시키면 남성호르몬이 증가해 체온이 높아진다. 근육이 적은 음성체질인 남성은 애초 남성호르몬 생산이 적은 경향이 있다.

호르몬도 음양으로 나눌 수 있다. 남성호르몬은 양이며 몸을 따뜻하게 하고, 여성호르몬은 음으로 몸을 차게 하는 작용이 있다. 양의 남성호르몬이 증가하면 스스로에게 자신이 생겨 행동적인 사람이 된다. 최근 연구에서는 남성호르몬이 우울증 예방과 개선에 효과가 있다고 밝혀지기도 했다.

따라서 **근육이 없는 여성과 음성체질의 남성은 운동으로 근육을 증가시키면 우울증 예방에 큰 도움이 된다.**

Chapter 03

09 남성은 '냉증에 대한 면역'이 없으므로 요주의!

백년에 한 번이라는 금융 위기 속에서 '불황 우울증'이라고도 할 수 있는 마음의 병이 증가하고 있다.

파견사원의 계약 만료나 정사원 정리해고, 게다가 임금 삭감으로 인한 미래생활 불안으로부터 몸과 마음이 지쳐 자신을 부정한다거나 무력감에 휩싸여 우울증이 되는 경우도 더러 있다. 경기가 후퇴하면 자살률이 증가한다는 조사 결과도 있어 불황 우울증의 심각성을 말해주고 있다.

이러한 스트레스에 대해 여성보다 남성 쪽이 약한 것은 원래 남성은 냉증에 대해 내성이 없기 때문일 것이다. 본래 음성체질인 여성은 항상 몸이 차갑기 때문에 냉증에 대한 방어책을 경험적으로 익히고 있다. 이에 반해 남성은 원래 냉증과는 무관한 체질이다.

냉증에 대한 면역이 없는 남성은 몸이 차가워지면 마치 나무가 부러지듯 심신의 상태가 무너지고 만다.

남성이 원래 냉증에 약한 것은 생물로 태어나면서부터 약한 동물이기 때문일 것이다.

면역학의 권위자인 도쿄대학 명예교수 타다 토미오는 저서 〈생명의 의미론〉에 다음과 같이 말하고 있다.

"남성만이 지닌 Y염색체는 X염색체와 비교해 현저하게 작고 염색체 위에 배치된 유전자의 수도 매우 적다."

이것만으로도 남성이 여성보다 생물로서 약한 존재라는 것을 알 수 있다. 그런 남성이 최근 저체온화에 빠졌다. 마음과 몸은 동일하다는 심신일여 心身一如에 기초하면 육체적으로 약하면 정신적으로도 약해진다. 이에 더해 불황의 폭풍이 불고 있는 현대는 남성에게 수난의 시대라 해도 과언이 아니다.

남성은 지금 이제까지 체험해보지 못한 냉증의 세계에 발을 들여놓은 것이나 다름 없다. 그렇기 때문에 남성일수록 이 책에 소개된 냉증 대책이 절실히 필요하다.

체 험 수 기

생강홍차로 웃는 얼굴 되찾고 직장에도 복귀했어요!

H 씨(28세, 여성)

H 씨(28세, 여성)에 대해 부모로부터 상담 받은 것은 2~3년 전의 일이다. H 씨는 학창시절 스포츠를 좋아하는 활발한 학생이었지만 취직한 지 1년째 되던 날부터 컨디션이 무너지는 것 같았다. 사무실에 냉방시설을 준비하는 시기가 되면 어깨 결림, 냉증, 요통, 두통, 생리통 등 온갖 통증을 호소하게 되었다. 그런데 한 가지 특이한 점은 냉방시설이 들어가는 가을이 되면 증상은 거짓말처럼 개선된다는 것이다.

이러한 그녀의 냉방으로 인한 증상은 해가 거듭될수록 더욱 심해져 결국은 여름이라는 계절만 되면 우울해졌다. 4년째 접어들면서는 업무 중 실수가 눈에 띄게 증가했다. 게다가 아침에 일어나기 힘들고, 잠들지 못하고, 몸이 무기력해지고, 불안, 집중력 결여, 울병 상태 등 정신증상도 나타나게 되었다. 회사의 진료소에서 검사한 결과 진단은 우울증. 휴직하지 않을 수 없었다.

H 씨는 항우울제를 복용하면서 자택요양을 하고 있었지만 점점 집에 틀어박히게 되면서 이전의 밝은 얼굴빛이 전혀 보이지 않게 되었다. 그런 딸이 걱정돼서 필자의 환자였던 부모님이 H 씨를 데리고 왔다.

체온 검사를 했더니 35.3도로 낮았고, 특히 오전 중 컨디션이 나쁘다는 점과 냉방으로 증상이 악화됐다는 생각에 이르렀다. 저체온이 우울의 큰 요인이라는 사실은 명백하다. 그래서 어쨌든 체온을 높이는 생활을 실행하기로 했다.

아침은 생강홍차 2잔만 마시고 점심에도 목이 마르면 생강홍차를 마시기로 했다. 부모님이 나중에 "우리들은 도저히 마실 수 없는 매운 생강홍차를 하루 몇 잔이나 마셨다."라고 당시를 되돌아봤지만 그 고생한 보람이 있어서 몇 년 후 전혀 나오지 않던 땀을 흘리게 되었다.

조금씩 컨디션이 개선된 H 씨는 주 3회 근처 수영장에 다니며 중학교 때부터 좋아했던 수영을 다시 시작했다. 그러자 점점 건강해졌고 5개월 후 체온은 36.4도로 상승했다. 우울 증상에서 탈출할 수 있었다.

냉증에서 유발된 어깨 결림, 요통, 생리통, 두통, 변비의 증상도 모두 좋아지고 회사에도 복직할 수 있었다. 옛날과 같이 밝은 미소를 찾았다고 부모님도 매우 기뻐하셨다.

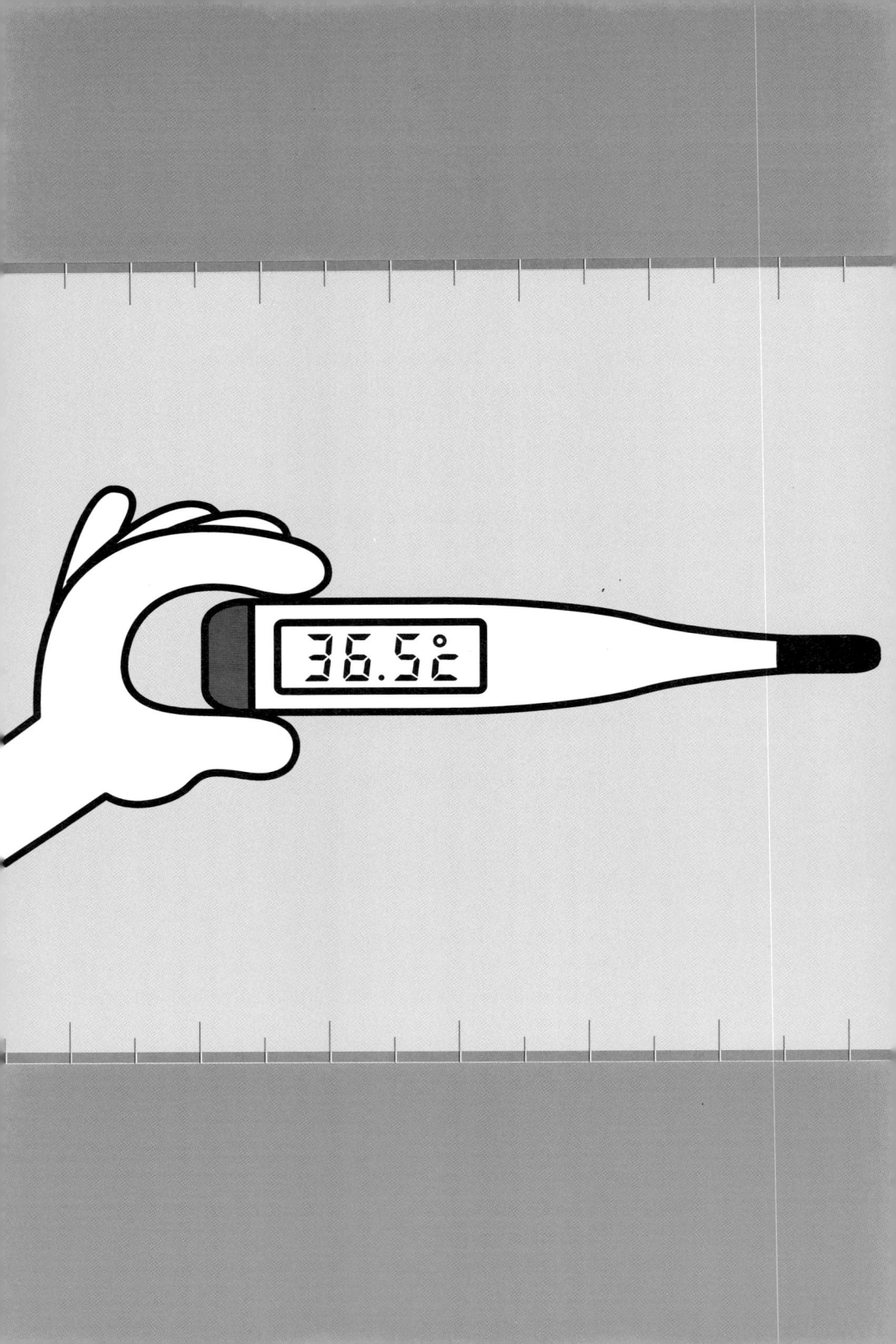

Chapter 04

몸을 덥혀 우울증·스트레스 몰아내는 7가지 생활습관

우울증은 기의 흐름이 나빠져 기허·기울증이 된 상태다.
따라서 체온을 올려주면 기가 몸 전체에 기분 좋게 순환되면서
의욕이 생기고 스스로에게도 자신이 생긴다.

Chapter 04

01 소중한 사람이 **우울증**에 걸렸다면…

이제까지 봐 왔듯이 우울의 원인은 대부분 '냉증(저체온)'에 있다. 그러나 현대의학도 정신과 의사도 전혀 깨닫지 못하고 지적하는 사람도 없다. 때문에 본인도 모르는 사이에 우울증에 걸리고 거기에서 탈출하지 못하는 사람도 많다.

우울증을 부르는 냉한 체질은 매일 매일의 삶 속에서 만들어진다. 편리해진 생활, 잘못된 건강정보, 무의식적으로 반복하고 있는 매일 매일의 몸을 차게 만드는 습관…그 작은 축적에서 체질은 만들어지기 때문에 우선 그것부터 개선해야 한다.

앞에서 우리는 어떤 생활습관이 냉한 체질을 만드는지를 알아봤다. 다시 한 번 점검하자.

- 근육운동 부족
- 수분 과잉 섭취
- 염분을 지나치게 피하는 생활
- 몸을 차게 하는 식품 과잉 섭취
- 과식
- 샤워만 했던 잘못된 입욕법
- 약이나 인공첨가물 등 화학합성물질의 과다 섭취
- 여름 냉방
- 매일 매일의 과잉 스트레스

이러한 것을 조금씩 개선하고 생활을 바꿔가면 체온이 상승하고 이로 인해 의욕이 생기고 자연히 우울에서 빠져나올 수 있다.

그러나 우울증은 공교롭게도 기가 부족해서 의욕이나 기력을 잃으면 스스로 생활을 재검토하거나 개선하는 것이 불가능해진다. 그래서 중요한 것이 주위 사람의 대응이다.

우울증이 있는 사람을 격려하지 말라고 하는데 우울은 마음의 에너지가 저하돼서 자신을 부정하거나 책망하는 상태이기 때문에 격려하면 쓸데없이 자책하는 마음에 사로잡힌다. 그 결과 자살로 치닫는 경우도 있기 때문에 조심하지 않으면 안 된다.

따뜻하게 지켜보면서 생활습관을 바꾸도록 손을 내밀어준다. 그런 배려가 주위 사람에게는 반드시 필요하다.

Chapter 04

02 체온이 1도만 올라가도 의욕과 자신감이 생긴다

생활습관을 개선하고 냉증을 제거해 체온을 높이면 어떤 좋은 점이 있을까? 그것은 너무 많기 때문에 다 기록하지 못할 정도다. 욕실에 들어가면 알 수 있듯이 몸이 따뜻하면 전신의 혈류가 좋아지고 땀이 나온다. 혈류가 좋아지면 인체를 구성하는 60조 개의 세포에 영양과 산소가 널리 퍼지기 때문에 세포의 활성이 높아지고 장기나 조직의 활동이 활발해진다. 그 결과 생산된 노폐물도 신속하게 혈류를 타고 실려 나가고 소변이나 땀, 내쉬는 숨으로 배설된다. 따라서 혈액도 깨끗해진다.

또 땀과 함께 여분의 물이 빠져나가기 때문에 물의 대사도 좋아진다. 게다가 몸이 따뜻해지면 면역력의 주역인 백혈구의 활동이 활발해지고 면역력이 올라간다. 체온이 1도 오르면 면역력이 5~6

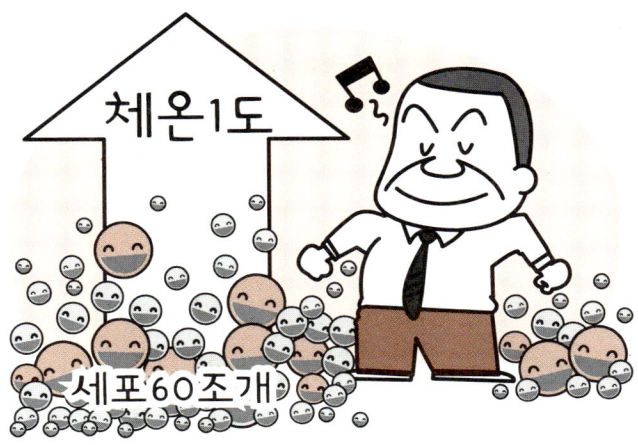

배 강화된다는 것은 앞에서도 기록한 대로다.

이와 같이 혈류가 좋아지고 물의 대사도 좋아진다는 것은 한의학적으로 말하면 혈과 수의 흐름이 원활해진다는 뜻으로 그것들을 움직이고 있는 기의 흐름도 좋아진다는 얘기다.

우울증은 기의 흐름이 나빠져 기허, 기울증이 된 상태다. 그러나 체온이 올라가 기가 몸 전체에 기분 좋게 순환하게 된다면 의욕이 생기고 스스로에게도 자신이 생긴다. 게다가 불면증도 해소될 것이다. 몸이 따뜻해지면 잠을 잘 잘 수 있게 되고 아침 정해진 시간에 일어나는 것처럼 생활리듬이 정돈된다. 그 결과 세로토닌의 분비도 촉진된다.

잊지 말아야 할 것은 HSP(열충격단백질)의 생성이 높아지는 것이다. 이것은 열을 가함으로써 세포내에 생성되는 단백질로 통증을 완화시킨다거나 면역세포 중 하나인 NK세포의 활성을 높이기도 한다. 혈당치 저하나 신장 기능 저하를 방지하기도 하고 스트레스를 완화시키는 등 여러 가지 작용이 있다는 사실이 과학적으로 확인되고 있다.

　HSP의 연구를 하고 있는 이토 요코 교수에 의하면 등교 거부 아이의 등교 의욕을 높이는 효능이 있다고 하니까 우울상태에 있는 사람의 의욕을 환기하는 작용도 있을 것이다.

　이와 같이 몸을 따뜻하게 하는 것만으로도 건강이 증진되거나 우울증이 개선된다.

Chapter 04

03

우울증 개선하는 생활습관 1
수분은 배출한 다음 공급한다

이제부터는 우울, 스트레스를 격퇴하는 구체적인 실천법을 알아보자.

물은 몸에 필요한 것이지만 여분의 물이 체내에 쌓이면 몸을 차게 한다. 그 여분의 물이 배설되고 항상 새로운 물이 체내를 돌아다니는 순환이 중요하다. 따라서 몸에 좋다고 하는 물 마시기 건강법은 필자 입장에서는 역효과가 아닐까. 물을 마신다면 우선 체내의 여분의 물을 빼내고 난 후 마시는 것이 철칙이다.

세상은 모름지기 넣기보다 꺼내는 것이 먼저다. 돈의 출납장, 출입구, give & take (기브 앤 테이크), 호흡(내쉬고 들이마시고), 인간의 일생도 '응애' 하고 숨을 토해내면서 태어나 최후에는 들이마시면서 숨을 거둔다.

만약 먼저 넣어버리면 나오는 것도 나오지 않게 되고 점점 속에 쌓여간다. 예를 들면 붐비는 전철을 생각해 보자. 먼저 승객이 내리고 나서 타면 원활한데 내리기 전에 타려고 한다면 내리는 사람이 내리지 못하고 차내는 대혼란에 빠지고 만다.

물도 마찬가지다. 빼내기 전에 넣으면 체내에 물이 정체되고, 차가워지고, 붓고, 설사, 구토, 식은땀, 빈뇨 등 수독 증상을 보인다. 이들 증상의 대부분은 여분의 물을 밖으로 빼내 몸을 따뜻하게 하려는 생체반응이라고밖에 말할 수 없다.

때문에 우선 땀이나 물로 체내의 물을 배출하는 것이 중요하다. 그러기 위해서는 욕실에 들어간다거나, 운동을 한다거나, 몸을 따뜻하게 하는 음료나 음식을 섭취해 땀을 흘려야 한다.

또 수분을 과잉 섭취하지 않도록 주의한다. 수분은 운동한 후나 목이 마를 때 등 몸이 원하고 있을 때 필요한 만큼만 섭취하면 충분하다.

수분을 섭취하는 경우는 찬물, 청량음료수, 맥주 등 차가운 음료는 금물이다. 몸을 차게 해서 오히려 물의 대사가 나빠진다.

수분은 기본적으로는 따뜻하게 해서 마신다. 그러나 따뜻하게 해도 몸을 차게 하는 음성 물질도 있으므로 주의한다.

Chapter 04

우울증 개선하는 생활습관 2

배꼽 아래쪽 근육을 단련한다

체온의 40% 이상은 근육으로 만들어진다. 근육은 가만히 있을 때보다도 움직였을 때가 대사가 높아지고 열의 생산량이 많아진다. 물론 가는 근육보다 굵은 근육이 열 생산량은 크다. 따라서 운동을 해서 근육을 단련시킬수록 생산되는 열에너지는 커진다.

음성체질인 사람은 일반적으로 근육이 적은 경향이 있다. 따라서 몸이 차고 우울증에 걸리기 쉬운 법인데 운동 등으로 근육을 단련해 체온을 올려준다. 그러면 물이나 기의 흐름이 원활해져 마음도 적극적이 되고 우울한 기분도 날아가 버릴 것이다.

운동요법은 고대 그리스 의사 히포크라테스 시대부터 정신병 치료에 이용되고 있다. 당시부터 정신병은 '몸의 온도와 습도의 균형이 무너지기 때문에 발생하는 것으로, 여분의 습도를 빼고 몸을 따뜻하게 하면 차도를 보인다.'라고 생각했던 것 같다.

과학적으로 실증한 것은 하버드대학의 신 박사들이다.. 박사들은 "60~84세의 울병 상태에 있는 32명의 고령자에게 근육 트레이닝을 시도한 결과, 10주 후에는 그 중 25명에게 뚜렷한 개선을 볼 수 있었다."라고 1997년에 보고했다.

현재에도 우울증이나 통합실조증의 치료에 운동요법과 작업요법이 도입되고 있는 것은 근육을 단련해 몸을 따뜻하게 만들기 위해서다.

운동으로 근육을 단련할 때 효율적인 것은 하반신의 근육을 사용하는 것이다. 모든 근육의 70% 이상은 배꼽 아래인 하반신에 있다. 하반신의 근육을 단련시키면 열 생산을 효율적으로 높일 수 있다.

또 하지(다리)의 근육을 움직이면 혈관이 수축 확장하는 '젖을 짜는 효과'로 인해 전신의 혈류가 좋아지는 것이다(이것을 milking action/밀킹 액션이라고 한다). 이것이 하지의 근육이 '제2의 심장'이라고 불리는 이유인데 이렇게 말단에서 혈액이 되돌아오는 순환이 좋아지면 전신의 혈행이 좋아져 몸이 따뜻해진다.

게다가 근육을 단련하면 근육 내에서 남성호르몬이 만들어져 분비되므로 스스로에게 자신이 생기고 적극적이 돼 우울증 개선에 도움이 된다.

누구나 할 수 있는 하지를 중심으로 한 운동을 소개한다. 모두 자신의 체중을 토대로 하는 운동이므로 부담이 적고 무리 없이 지속할 수 있다.

이들 운동은 한 번에 많이 할 필요는 없다. 조금이라도 괜찮다. 매일 지속적으로 운동하는 것이 중요하다.

우울증을 개선하는 운동1
: 워킹이야말로 병을 모르는 결정적 수단

돈이 들지 않고 언제나 어디서나 누구나 할 수 있는 것이 워킹이다. 바른 워킹의 지침서가 되는 책도 많이 있지만 걷는 방법에 구애받지 말고 우선 걸어보자.

워킹의 건강 효과를 알게 된 것은 대학원을 졸업하고 바로 상경해 어느 대기업의 진료소에 근무하고 있을 때였다. 고혈압, 당뇨병, 지질이상증 등의 생활습관병으로 외래를 오는 사원은 운전자가 가장 많고 다음이 차장이었는데, 그러한 생활습관병의 징후조차 없는 것이 보선(保線 : 철도시설 선로 다리 등 철도용지를 보수 관리하는 업무) 일을 하고 있는 사람들이었다.

하루 종일 선로를 걸으며 체크와 수리를 하는 사람들은 건강하고, 반대로 거의 움직이지 않는 운전자에게 병이 많았다. 이러한 사실로부터 생활습관병은 운동부족병이며 운동부족을 해소하기 위해서는 걷는 것이 가장 손쉽고 효과가 있다고 생각했다.

연령별 목표 보행 수

연령	분속(1분간 걷는 거리)	1일 보행 수
30대	85m	10000보
40대	80m	9000보
50대	75m	8000보
60대	70m	7000보
70대	60m	6000보

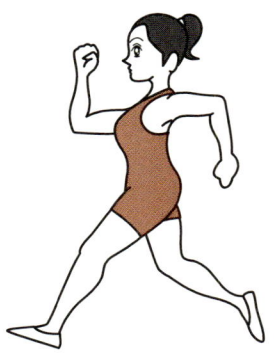

워킹의 효용은 많이 있다. 비만이나 당뇨병, 고혈압, 지질이상증 등 생활습관병의 예방, 건망증 방지, 관절염의 통증 개선 등 여러 가지가 있지만 무엇보다 걷는 일은 스트레스에 안성맞춤이다.

걸으면 뇌에서 알파가 나온다. 이것은 휴식을 취했을 때 나오는 뇌파다. 마음이 안정되기 때문에 알파가 나오면 자율신경실조증이나 우울, 노이로제 같은 증상이 개선된다.

건강 증진을 위해서는 1일 1만 보가 기준이다. 1일 1만 보 이상 걸으면 동맥경화를 예방하는 HDL(선인균) 콜레스테롤이 증가한다는 사실도 잘 알려져 있다. 그러나 이것은 30대를 기준으로 한 것이므로 그보다 연령이 높아지면 목표 보행 수도 적어진다(위의 표 참조).

처음에는 걸음보 수에 상관없이 산보를 하듯 계절의 변화를 느끼면서 걸어볼 것을 권장한다. 걷는 즐거움을 맛봤다면 워킹을 습관적으로 서서히 걷는 속도나 보행 수를 의식하며 걸으면 좋을 것이다.

우울증을 개선하는 운동2
: 뒤꿈치를 올렸다 내리는 운동으로 '제2의 심장' 으로 불리는 장딴지를 단련시킨다

다리를 가볍게 벌리고 뒤꿈치를 올렸다 내리는 간단한 운동이 '카프 레이즈' 다. TV를 보면서도 양치질을 하면서도 전철을 타면서도 간단하게 할 수 있는 운동이다. 뒤꿈치를 올리고 내리기를 하면 제2의 심장이라 불리는 장딴지 근육을 중심으로 다리 전체가 단련된다. 고령자나 체력이 없는 사람은 벽이나 책상을 잡으면서 하면 안전하다. 반대로 체력이 있는 사람은 뒤꿈치를 올리고 몇 초간 정지하는 등 부하를 크게 하면 효과도 커진다. 하는 요령은 다음과 같다.

1. 다리를 어깨 폭으로 벌리고 선다.
2. 뒤꿈치를 올리고 내린다.
3. 5~10회를 1세트로 해서 5세트부터 시작해 횟수를 늘려 간다.

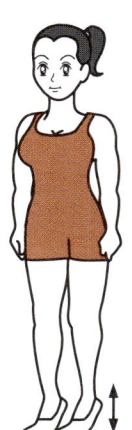

우울증을 개선하는 운동3
: 넓적다리 올리기를 1일 100회를 목표로 한다

넓적다리를 서로 끌어올리는 간단한 운동이므로 이것도 누구나 할 수 있는 운동이다. 넓적다리 근육을 중심으로 복근까지 포함한 하반신 전체의 단련 효과가 있다.

작가 세토우치 쟈쿠쵸는 이것을 매일 300회 이상 하고 있다고 한다. 그 젊음과 왕성한 창작의지와 집필, 강연활동은 하반신을 단련하는 넓적다리 올리기 운동이 지탱하고 있는지 모른다.

무릎이 아파서 다음으로 소개하는 스쿼트가 힘든 사람은 이 운동을 하면 좋다. 부담이 적은 것치고는 효과가 크며 스쿼트에 뒤떨어지지 않는 효과를 얻을 수 있다. 또한 한쪽 다리로 서서 몸이 불안정해지는 사람은 벽이나 책상 등을 잡고 하면 안전하다.

1. 양쪽 다리를 모으고 선다.
2. 한 쪽 다리의 무릎을 굽히고 천천히 직각으로 끌어올리고 내린다.
3. 다른 한 쪽 다리도 마찬가지로 직각으로 끌어올리고 내린다.
4. 5~10회를 1세트로 3세트부터 시작해 횟수를 증가시킨다. 최종 목표는 100~150회(10회 1세트로 10~15세트)다.

우울증을 개선하는 운동4
: 스쿼트는 젊음을 유지하는 하반신 운동의 왕

여배우 모리 미츠코 씨가 일과로 삼고 있는 것으로 완전히 유명해진 것이 스쿼트다. 89세가 된 모리 씨는 라이프워크의 '방랑기'를 계속하기 위해서도 자신의 건강관리에 신경을 쓰고 있다고 한다. 그 공연이 2천 회 돌파라는 금자탑을 세울 수 있게 된 것은 전 국민이 경악할 만한 일이다.

세토우치 쟈쿠쵸 작가도, 모리 미츠코 배우도 그 연세에 그만한 젊음과 건강을 유지하고 있는 것은 한결같이 하반신을 단련해온 선물이다.

스쿼트란 '웅크리다'라는 의미다. '하반신 운동의 왕'이라 불릴 만큼 하반신을 효율적으로 단련하는 효과가 있으며, 천천히 시행할수록 다리의 부담이 커진다. 입욕 전에 스쿼트를 하면 몸이 더욱 따뜻해지고 땀이 잘 나온다. 하는 요령은 다음과 같다.

1. 어깨넓이보다 약간 넓게 다리를 벌리고 양손을 머리 뒤로 깍지 낀다.
2. 등줄기를 펴고 숨을 들이마시면서 천천히 허리를 떨어뜨린다(무릎이 직각이 될 때까지 허리를 떨어뜨리는 것이 최상). 이때 무릎과 발끝이 같은 방향으로

향하도록 한다.
3. 숨을 내쉬면서 천천히 일어선다.
4. 5~10회를 1세트로 하고 5세트 반복한다. 1세트 끝나면 1호흡 쉬고 다음 세트를 한다. 근력이 생기면 횟수를 늘린다.

우울증을 개선하는 운동 5
: 주먹 보 운동으로 뇌의 젊음을 유지한다

다리 운동은 아니지만 뇌혈류를 좋게 하는 간단한 운동을 하나 소개한다. 우울은 뇌혈류가 저하된 상태이기도 하다. 몸이 차서 기가 정체되면 전신의 혈류가 나빠지는 것은 이제까지 이야기했는데, 특히 뇌혈류가 나빠지면 우울증에 걸리기 쉽다.

혈압을 낮추는 약(강압제)을 복용하고 있는 사람에게 가끔 우울병이 발병되는 것은 강압제로 인해 뇌혈류가 나빠지기 때문이다. 주먹 보 운동은 뇌혈류를 좋게 해 우울증을 개선하는 것 외에 기억력을 높이거나 건망증을 예방하기도 하고 혈압을 낮추는 효과가 있다. 하는 요령은 다음과 같다.

1. 양 다리를 어깨 폭으로 벌리고 서서 바닥과 평행이 되도록 양팔을 똑바로 앞으로 내민다.
2. 그대로 양손을 단단히 주먹, 보 하면서 쥐었다 편다.
3. 10~20회를 1세트. 5세트부터 시작해 횟수나 세트를 늘려간다.

Chapter 04

05
우울증 개선하는 생활습관 3
샤워는 NO!
입욕으로 몸을 덥힌다

몸을 따뜻하게 한다면 역시 목욕(입욕)이다. 그러나 최근 목욕이라 하지만 욕조에 담그는 사람이 적어졌다. 어느 설문 조사에 의하면 젊은 여성의 60%는 여름 동안 욕조에 담그지 않고 샤워로 끝낸다고 한다. 게다가 겨울에도 샤워만 한다는 사람이 증가하고 있다.

그러나 샤워와 입욕은 전혀 다른 것이다. 피부를 깨끗하게 세정만 한다면 샤워라도 족하지만 입욕 목적은 그것뿐이 아니다. 입욕에는 더욱 다양한 효용이 있으며, 그것은 천천히 욕조에 담가야 얻을 수 있는 것이다.

첫째, '온열'로 인한 효과를 들 수 있다. 욕조에 들어가 몸이 데워지면 혈관이 확장되면서 혈행이 좋아진다. 혈행이 좋아지면 전신의 세포에 영양과 산소가 전해지고 대신에 불필요한 노폐물의 배설이 촉진돼 전신의 신진대사가 활발해진다. 따뜻해져 땀을 흘리면 노폐물과 함께 여분의 물이 빠져나가기 때문이다.

둘째, '수압(정수압)' 의 효과다. 탕 속에 몸을 잠기게 하면 전신에 수압이 걸린다. 욕조에 목까지 담갔을 때 그 수압은 500kg에 이르고 복부의 둘레도 3~5cm나 수축되는 것으로 알려져 있으므로 굉장한 물의 힘이 아닐 수 없다.

이 수압은 피하 혈관과 임파관을 압박해 혈행을 좋게 하고 전신의 대사를 활발하게 한다. 특히 신장의 혈류를 촉진하기 때문에 배뇨량이 증가하고 물의 정체로 인해 발생하는 수독 증상을 개선할 수 있다.

셋째, '부력' 효과다. 아르키메데스 원리에 의하면 수중에서는 체중이 평소의 10분의 1이 된다. 이 부력으로 전신의 관절과 근육, 특히 다리와 허리 근육이 중압에서 해방돼 편해진다.

넷째, 안정 효과다. 욕실에 들어가면 하루의 피로가 풀리고 기분이 좋아진다는 것은 누구나 경험했을 것이다. 미지근한 욕조에 들어가면 아세틸콜린이라는 호르몬이 분비돼 안정을 취했을 때 나오는 알파가 나온다.

다섯째, HSP(열충격단백질)를 증가시켜 병에 대한 저항력을 높이거나 의욕을 높일 수 있다.

이러한 효용은 샤워로는 얻을 수 없다. 오히려 샤워로는 몸속까

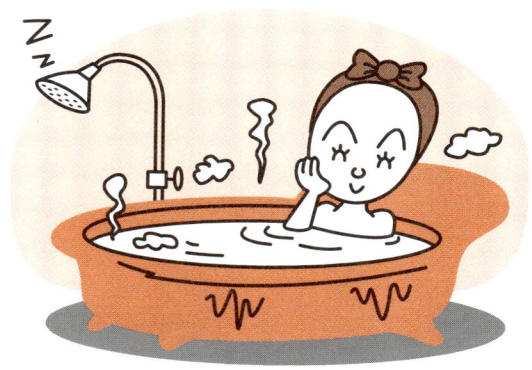

지 따뜻해지지 않기 때문에 샤워 후 체열을 빼앗겨 체온이 떨어지는 일까지 생긴다.

우울증이 있는 사람은 욕실에 들어가는 것만으로도 일시적으로 증상이 개선된다. 몸이 따뜻해져 전신의 순환이 좋아지면 기의 흐름도 좋아지기 때문일 것이다. 그러나 몸이 차가워지면 다시 우울증이 반복된다. 이런 사실에서도 우울증에는 몸을 따뜻하게 만드는 유효성이 확인됐다.

더운물의 온도는 개인차가 있지만 딱 좋은 느낌은 39~41도, 그보다 뜨거우면 활동 신경인 교감신경이 자극을 받고, 반대로 미지근하면 휴식신경인 부교감신경이 자극을 받는다. 머리를 맑게 하고 싶을 때는 뜨겁다 싶은 정도의 물, 안정을 취하고 싶을 때는 미지근한 정도의 물로 구분해서 사용하면 좋다.

우울증이나 불면증이 있는 사람은 약간 미지근한 물에 담그고 있으면 마음이 안정돼 잠을 잘 이룰 수 있다.

HSP(열충격단백질)를 증가시키는 입욕법

HSP는 40~41도의 뜨거운 물에(익숙해지면 42도 이상) 10분을 기준으로 들어간 2일 후, 생성이 높아지고 최대량에 달하는 것을 알 수 있다. 여행, 시험, 회사의 프레젠테이션 등 중요한 일이 있는 날, 사전에 준비할 수 있다면 이틀 전에 뜨거운 욕조에 들어간다. 이렇게 HSP를 증가시켜 두면 스트레스에 훌륭히 대처할 수 있다.

일상적으로 HSP를 높이기 위해서는 주 2일 뜨거운 물에 목욕을 하고 남은 5일은 스스로가 기분 좋을 정도의 온도에 맞춰 욕조에 들어가는 것이 좋다고 HSP의 권위있는 이토 요코는 말한다.

 ### 욕조에 소금을 넣기만 해도 따뜻한 효과가 증가

보통의 입욕으로도 충분히 몸을 따뜻하게 할 수 있지만, 그 효과를 더욱 높이고 여기에 식물성분의 효능도 얻을 수 있는 것이 약탕이다.

약藥이라는 글자는 풀초머리에 즐거울 락을 쓴다. 즉, 각종 풀에는 여러 가지 약효가 있다. 구체적으로는 각종 식물에는 정유, 비타민, 미네랄 외에 그 식물 특유의 다양한 미량성분이 함유돼 있다. 그것이 뜨거운 물에 녹아들어 피부에 흡수되고 몸을 따뜻하게 만들어 혈행을 촉진한다.

식물의 혈액이라고도 할 수 있는 정유의 향성분이 코로 흡수돼, 혈액으로 들어가 뇌로 전달된다. 내분비(호르몬)계와 면역계를 활성화시켜 안정적인 효과를 가져오기도 한다.

약탕에 뒤지지 않는, 몸을 따뜻하게 하는 작용이 강한 것이 소금탕이다. 자연소금에는 미네랄이 풍부하므로 온천과 동일한 효과를 기대할 수 있다. 여기서는 특히 몸을 따뜻하게 만드는 작용이 강한 약초와 소금을 소개한다. 그밖에도 창포나 유자 등 여러 가지로 시험해보자. 레몬 1개를 잘라 욕조에 넣는다거나 사과의 껍질이나 당근사과주스 찌꺼기를 사용하면 약탕의 효과를 얻을 수 있는 데다 폐기물 재이용도 된다. 또한 약간 뜨거운 물이 식물의 성분을 녹여내기 쉽다. 여기서 권장하는 약탕을 몇 가지 소개한다.

생강탕

생강 1개를 갈아서 거즈에 넣고 욕조에 담근다. 피부가 약한 사람은 생강의 양을 적게 하든지 얇게 썬 것을 사용해도 좋다. 작아서 갈지 못한 생강을 이용하면 버릴 것이 없다. 냉증, 불면에 발군의 효과가 있다. 신경통, 요통, 류머티스의 통증 경감에도 효과적이다.

진피탕

진피란 귤껍질을 햇빛에 며칠 간 말린 것으로 건위, 소염작용이 있다. 3~4개 분의 진피를 욕조에 넣는다. 귤껍질을 그대로 넣어도 좋다. 효능은 냉증 개선 외에 스트레스 해소, 감기 예방 등에 효과를 나타낸다.

쑥탕

생 또는 건조시킨 쑥 잎을 5~10장, 욕조에 띄운다. 효능은 냉증 개선, 월경과다와 자궁근종 예방·개선에 효과가 있다.

소금탕

한 움큼의 자연소금을 욕조에 넣는다. 나올 때 샤워로 가볍게 씻어낸다. 냉증, 물살 해소, 감기 예방 등에 효과를 나타낸다.

✽ 체력이 약한 사람은 반신욕 효능을~

전신욕보다 오래 천천히 몸을 따뜻하게 하는 것이 반신욕이다. 전신욕은 흉부가 압박을 받아 심장에 부담이 되기 때문에 체력이 약한 사람, 호흡기나 심장이 약한 사람은 전신욕보다 반신욕을 권장한다.

반신욕은 명치까지 담그는 입욕법이다. 물을 적게 하든지, 욕조에 작은 의자, 혹은 세면기를 엎어놓고 앉는다. 하반신이 따뜻해지기 때문에 하반신의 혈행이 좋아지고 신장 활동도 좋아져 배뇨량도 증가한다.

반신욕이라도 30분 이상 담그고 있으면 전신이 따뜻해지고 땀이 난다. 땀도 소변의 양도 증가하기 때문에 체내에 물이 정체돼 발생하는 수독 증상이 개선된다.

반신욕을 할 때는 요령이 필요하다. 추운 시기는 욕실을 충분히 따뜻하게 한 다음 들어가도록 한다. 어깨에 마른 수건을 걸치면 상반신이 열을 빼앗기지 않는다.

✱ 사우나의 효능

땀을 낸다는 점에서는 사우나를 앞설 것은 없다. 북유럽 핀란드에서 발생했다는 것도 수긍할 만하다.

사우나는 몸이 따뜻해져 전신의 혈행이 좋아질 뿐 아니라 땀과 함께 노폐물의 배설도 촉진된다. 따라서 수독이 개선되고 혈액도 깨끗해진다.

또 사우나를 하면 갑상샘의 활동이 좋아지고 전신의 신진대사가 활발해진다. 우울증은 신진대사가 저하된 상태이기 때문에 이것이 우울증에 효과적이라는 것은 말할 필요도 없다. 땀이 나와 혈행이 좋아지고 노폐물도 배설되면 자연히 마음도 안정을 되찾는다.

1회 사우나는 5~10분이 기준이지만 오기로 버틸 필요는 없다. 땀이 나오면 밖으로 나와 냉수 샤워를 하고 다시 사우나에 들어간다. 이것을 몇 번 반복하는 편이 몸도 따뜻하게 하고 땀도 잘 나오게 한다.

사우나 중에는 산소 소비량이 증가하고 심박수도 50~100% 증가하므로 심장이 약한 사람은 주치의와 상담하고 들어갈 것을 권장한다.

사우나를 마친 후에 마시는 맥주는 맛있지만 여분의 물을 빼냈는데 여기서 과음을 한다면 모처럼의 수고가 수포로 돌아간다. 마셔도 상관없지만 적당히 마셔야 하지 않을까.

Chapter 04

우울증 개선하는 생활습관 4

06 쾌면으로 아침형 습관을 만든다

우울과 불면은 **떼려야** 뗄 수 없는 관계에 있다. 우울 증상이 오면 잠들기가 힘들다. 잠을 자지 못하면 컨디션이 나빠지고 기분이 침체된다. 이와 같이 쌍방이 서로 영향을 주고 있으며, 그 근저에 있는 것은 모두 냉증이다.

인간은 본래 태양이 떠오르면 자연히 눈을 뜨고 활동을 시작하고, 태양이 지면 잠자리에 든다. 자연의 리듬을 담당하고 있는 것이 바로 세로토닌과 멜라토닌이다. 세로토닌은 태양의 빛을 받으면 분비되고 어두워지면 분비되지 않는다. 대신에 멜라토닌이 만들어지고 밤 사이 멜라토닌이 분비되고 아침이 되어 태양이 비추면 분비가 정지된다.

두 가지 호르몬이 균형감 있게 제대로 분비된다면 우리는 우울병에 걸릴 일도, 불면으로 고민할 일도 없을 것이다.

　그러나 우울증이 있는 사람은 세로토닌이 부족하다. 해가 떠있는 동안 충분히 세로토닌이 축적되지 않으면 밤이 돼 수면 호르몬인 멜라토닌이 만들어지지 않는다. 즉 세로토닌 부족이 멜라토닌 부족을 불러 불면에 빠지는 것이다. 때문에 세로토닌을 증가시킨다면 멜라토닌도 증가하고 우울증도, 불면증도 개선된다.

　그럼 세로토닌을 증가시키기 위해서는 어떻게 하면 좋을까? 우선 아침햇살이 방에 들어올 때 일어나는 것이다. 그런데 전날 밤에 숙면을 취하지 못하면 이른 아침 잠에서 깨는 환상 같은 기쁨도 얻을 수 없다. 불면이 아침 기상을 방해하고 세로토닌 부족을 초래해 멜라토닌이 더욱 부족해져 숙면이 불가능해지는 마이너스 순환에 빠지게 된다.

　그러나 이 리듬을 바꿔 아침형 모드로 만들면 모든 것이 훌륭하게 회전하게 된다. 그래서 우울증과 불면증으로 고민하는 사람에게 꼭 실행해야 하는 것이 아침 일찍 일어나는 습관이다.

　아침에 개운하게 잠에서 깨면 머리 회전도 좋고 업무도 순조롭게 진척된다.

　세로토닌의 분비가 촉진되는 아침 일찍 일어나는 생활습관을 꼭 실행해보자. 세로토닌과 멜라토닌의 연구에 조예가 깊은 아리타 히데호 선생은 다음과 같은 생활 습관을 제안하고 있다.

아침 정해진 시간에 일어난다

전날 밤 잠을 잘 못 잤어도 우선 다음날 아침은 6시로 정했으면 6시에 규칙적으로 일어나자. 강제적으로 눈을 떠도 아침햇살을 받기 때문에 세로토닌의 분비가 증가해 그날 밤 불면은 막을 수 있다.

일찍 일어나면 커튼을 열고 햇살을 받는다

태양 빛이 창문으로 쏟아지도록 아침에 일어나면 반드시 커튼을 연다. 빛이 눈에 들어오면 멜라토닌의 분비가 멈추고 세로토닌이 분비돼 하루의 활동 준비가 시작된다. 한의학의 음양론에서도 음의 병인 우울이나 불면에는 양의 대표격인 태양광이 주효하다고 했다.

업무나 가사 전에 가벼운 운동이나 워킹을 한다

규칙적인 리듬 운동은 세로토닌을 증가시킨다. 워킹은 리듬운동의 하나이기 때문에 업무 전 10~20분 걸으면 혈행이 좋아지고 세로토닌 분비가 촉진된다. 날씨가 나빠 워킹을 할 수 없을 때는 스쿼트나 발뒤꿈치 올리기라도 괜찮다. 이것도 리듬운동이기 때문에 워킹과 동일한 효과를 얻을 수 있다.

잠자기 전 미지근한 욕조에 들어간다

입욕의 효용에서 기록했듯이 미지근한(37~40도) 물로 목욕을 하면 부교감신경을 자극하고 심신을 안정시킨다. 몸이 따뜻해지고 안정되면 자연히 잠을 잘 이룰 수 있다.

깜깜한 방에서 잔다

작은 소형전구라도 전기가 들어와 있으면 좀처럼 잠을 이루기 힘들다. 또 작은 불빛이라도 멜라토닌의 분비에 영향을 미치는 경우가 있다. 잠잘 때는 어둡게 해서 잠들 태세에 들어가는 것을 몸에 알려야 한다.

Chapter 04

07 우울증 개선하는 생활습관 5
숨을 크게 내쉴 때 **면역력**이 상승한다

TV에서 피겨스케이트의 큰 대회를 볼 때 김연아 선수가 크게 숨을 내쉰 후 연기를 시작했다. 자신이 시험대에 오른 큰 무대에서 사람은 자연히 깊은 호흡을 하고 마음을 안정시키려고 한다. 우리들도 긴장했을 때는 무의식중에 심호흡을 하곤 한다.

깊은 호흡이란 횡격막을 사용해 크게 숨을 쉬는 복식호흡을 말한다. 호흡은 호(呼 : 숨을 내쉬다) 흡(吸 : 숨을 들이마시다)으로 쓰듯이 우선 내쉬고 나서 들이마신다. 폐에 쌓여 있는 오래된 공기를 전부 토해 내고 나서 숨을 들이마시면 새로운 공기가 자연히 들어오고 폐를 채워준다.

숨을 토해낼 때 자율신경의 부교감신경이 작용하고 숨을 들이마실 때는 교감신경이 긴장한다. 따라서 대회 출전을 앞둔 선수가 크게 숨을 내쉴 때는 부교감신경이 우위에 있기 때문에 백혈구 중 임파구가 증가하고 면역력이 올라가며, 뇌에서 쾌감호르몬의 베타 엔도르핀도 분비되고 마음도 안정돼 침착해질 수 있다.

또 복근을 이용한 복식호흡을 반복하면 뇌의 신경전달물질인 세로토닌이 증가하는 것도 알 수 있다. 복식호흡에서도 우선 토해내서 폐 속의 공기를 다 비운다.

때문에 모든 호흡법에서는 좌선이든, 요가든, 인도 전승의학인 아유르베다이든 반드시 토해내는 시간을 길게 해 부교감신경을 충분히 움직이게 한다.

숨을 쉰다는 것은 살아 있다는 것이며 살아가는 데 가장 중요한 호흡기를 단련하는 일이기도 하다. 또 복식호흡으로 횡격막을 상하로 움직이게 함으로써 위장, 간장, 췌장 등 장기를 마사지 해 혈류가 좋아진다. 그것은 즉 몸의 중심인 배를 직접적으로 단련시키는 것이 된다. 살아가는 법은 숨 쉬는 법이다. 즉 호흡하는 방법으로 여러분의 삶도 바뀐다.

복식호흡법

코 또는 입으로 숨을 토해낸다. 전부 토해냈다면 자연히 코로 숨을 들이마신다. 내쉬는 시간은 들이마시는 시간의 2배를 기준으로 한다.

Chapter 04

우울증 개선하는 생활습관 6

08 1일 1식이
피로를 느끼지 못한다

흡수는 배설을 저해한다는 말이 있다. 이것은 매일 생활에서 배불리 먹으면 배설이 소홀해진다는 의미다. 무엇이든 '내 놓는 것이 먼저'가 자연의 섭리인 데도 이에 반해 넣는 데만 집중하면 내 놓아야 할 것이 나오지 못해 체내에 노폐물로 쌓여간다.

과식은 몸을 차게 한다. 1일 3식을 충분히 먹으면 항상 소화를 위해 혈액이 위장으로 집중되기 때문에 그밖의 장기나 기관은 혈액부족에 빠진다. 열은 근육과 간장, 뇌, 심장, 신장 등의 장기에서 주로 만들어지기 때문에 이들 부위에 혈액이 전해지지 않으면 당연히 체열이 부족해진다.

음식물의 흡수를 멈추면 배설이 활발해진다. 한마디로 이 상태가 단식이다. 실제로 단식을 하면 대소변의 배설이 좋아져 짙은 소변이 나오면서 숙변도 시원하게 해결된다. 또 구취나 체취가 강해져 짙은 가래나 설태가 나오는 등 배설이 활발해졌다는 것을 실감할 수 있다.

이렇게 노폐물이 차례차례 배설되면 혈액 속 탁한 것도 운반돼 혈액이 정화된다. 이것이 다양한 병의 치유에 도움이 된다.

단식을 하면 체력이 견디지 못한다고 생각하는 사람도 있겠지만 신기하게도 먹지 않는 편이 체력이 생기고 건강해진다. 필자는 1일 1식밖에 먹지 않지만 주 4~5일, 시즈오카에 있는 자택에서 도쿄도내에 있는 진료소까지 다니며 집에 돌아오면 조깅을 일과로 하고 있다. 그래도 지치는 일 없고 피곤하지도 않다. 감기 한 번 걸리지 않고 병으로 진료소를 쉰 적도 없다.

식사 횟수를 줄여 건강해졌다고 하는 사람은 예상 외로 많이 있다. 어느 유명 사립의대의 교수는 심장외과라는 힘든 업무를 보고 있는데 1일 1식으로 바꿨더니 자신의 고혈당, 고지방이 개선되고 10시간에 달하는 수술을 해도 피로를 느끼지 못한다고 한다.

다른 유명의대 뇌신경외과 강사를 하고 있는 선생은 너무 바빠서 1일 1식밖에 먹지 못하는 생활을 계속했더니 이전보다 더 활력이 생기고 날아다닐 것 같이 뛰어다니면서 업무를 보고 있다고 한다. 현재는 더욱 소식을 하고 2일에 1식밖에 먹지 않는다고 하는데 컨디션이 점점 좋아졌다고 한다.

또 식사를 줄이면 뇌의 활동도 좋아지는 것 같다. 미국 국립노화

연구소 도널드 잉그램 교수는 나이를 먹고 파킨슨병에 걸린 쥐를 어차피 금방 죽을 거라며 먹이를 40% 정도 줄였다고 한다. 그러자 죽기는커녕 도파민의 분비량이 반대로 증가하고 건망증이나 파킨슨병의 증상도 소실됐다. 다른 동물보다 반대로 40%나 오래 살았다고 한다.

이와 같은 사실에서 먹는 양을 줄이는 일은 뇌에도 좋은 영향을 주고 우리 몸을 젊게 만든다는 사실도 알 수 있다.

필자가 운영하고 있는 이즈의 보양시설에서는 당근사과주스만으로 며칠 간 단식하는 '당근사과주스 단식'을 실행하고 있다. 우울, 노이로제 등 마음의 병을 앓고 있는 사람도 가끔 머무르면서 주스단식을 하고 있는데 단식 후 냉증이 해소되고 증상이 개선됐다며 좋아한다.

이러한 단식이 끝나고 난 후 자택에서도 1일 1~2식의 소식을 지속적으로 실행하면 심신의 상태가 더욱 좋아지는 사람이 많다.

단, 집에서 단식을 할 경우는 푸치단식을 권장하고 있다. 수일간에 걸친 완전단식을 개인이 할 경우, 단식에서 일반적인 식사로 돌아오기까지의 식사인 보식이나 단식 중 건강관리가 힘들기 때문이다.

푸치단식이란 1일 1식 혹은 2식을 빼는 안전하고 손쉽게 할 수 있는 단식이다. 처음에는 조식을 뺀 '아침만 단식'으로 몸을 익숙하게 한다. 이것이 익숙해지면 아침과 점심을 뺀 '반일단식'에 도

전하면 단식의 효과를 더욱 실감할 수 있다.

우울증과 불면증으로 식욕이 없는 사람은 몸을 따뜻하게 하는 당근사과주스나 생강홍차를 마시도록 한다. 이것으로 당분과 비타민, 미네랄, 수분을 섭취하면 식사를 하지 못해도 저혈당으로 쓰러질 걱정은 없다.

아침만 단식하는 방법

"적당히 먹으면 탈이 없고, 많이 먹으면 의사가 부족하다."

예부터 많이 들어온 이 말은 오늘날 우리의 현실을 잘 반영하고 있다. 즉, 과식으로 인한 각종 병, 즉 당뇨병, 지질이상증, 통풍, 비만 등이 만연하고 의사가 부족한 것이 지금의 상황이기 때문이다. 120% 먹던 양을 80%로 줄이면 건강한 몸으로 돌아올 수 있는데, 이 말은 120%에서 40%의 식사를 줄이면 된다는 결론이다. 40%는 120%의 1/3이기 때문에 1식을 빼면 딱 알맞은 계산이 된다.

그럼 아침, 점심, 저녁 중 어느 1식을 빼면 좋을까? 그것은 고민할 필요 없이 아침식사다.

아침은 애초에 배설 시간대다. 밤 사이 자고 있는 동안은 마시는 일도 먹는 일도 체내에 일체 들어가지 않는다. 그동안 활발하게 활동하고 있던 기관은 배설하기 위한 기관이다. 그렇기 때문에 아침에 일어나 가장 먼저 배설하는 소변은 색이 짙고 입 냄새가 나며 눈곱이 끼기도 한다.

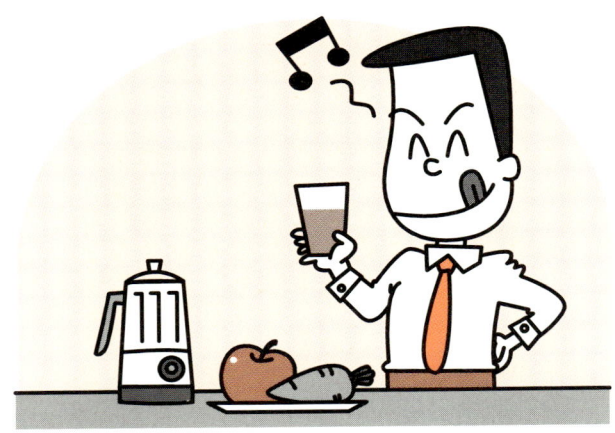

그런데 그때 아침을 먹게 되면 흡수는 배설을 방해해 모처럼의 배설 기회를 잃어버리게 된다.

아침식사를 영어로 breakfast라고 한다. 이것은 '단식을 중단한다.' 라는 의미다. 취침 중의 단식을 중단하고 최초로 먹는 식사가 아침이라는 뜻이다.

보통 단식 후 최초 식사는 위장에 부드러운 중탕부터 시작한다. 때문에 아침식사도 위장에 부담을 주지 않고 양질의 당분을 함유한 당근사과주스나 흑설탕이 들어간 생강홍차가 바람직하다.

또 점심은 소화가 좋고 비타민, 미네랄, 필수아미노산 등이 풍부하고 몸을 따뜻하게 하는 작용이 있는 전통식이 제격이다. 저녁은 무엇을 먹어도 상관없다. 여기서 권장하는 아침만 단식하는 것은 다음과 같다.

- **아침=** 당근사과주스 1~2잔, 또는 생강홍차 1~2잔
- **점심=** 밥과 반찬을 골고루 차린 전통식으로 비타민, 미네랄, 필수아미노산 등 다양한 영양성분을 섭취해야 한다.
- **저녁=** 먹는 양의 80%로 적당히 먹는다면 무엇을 먹어도 좋다.

효과를 더욱 높이는 반일 단식법

아침만 단식에 익숙해지고 소식으로 컨디션이 좋아지는 것을 실감했다면 효과를 더욱 높이는 반일단식을 권장한다. 휴일을 이용하면 계획을 세우기 쉽다. 중간에 생강홍차를 마시거나 흑설탕을 넣어도 괜찮다.

- **조식=** 당근사과주스 2~3잔
- **중식=** 당근사과주스 3잔
- **석식=** 흰쌀밥 밥공기 60%에 검은 참깨, 소금을 뿌린다.
  매실장아찌 2개, 잔멸치 갈은 것, 된장국(미역과 두부)으로 식사한다.

Chapter 04

09 우울증 개선하는 생활습관 7
몸이 따뜻해지는 마음가짐을 갖는다

강한 슬픔, 괴로움, 분노, 고통 같은 스트레스가 생기면 하룻밤에 검은 머리가 흰 머리로 바뀌는 경우가 종종 있다. 이것은 막대한 스트레스가 코르티솔이나 아드레날린과 같은 호르몬을 분비시켜 혈관을 수축해 혈류를 나쁘게 하고 몸을 차갑게 하기 때문이다. 몸의 냉증이 음성체질의 특징인 흰 머리를 만드는 것이다.

그런 반면 **웃거나 즐거운 일, 기쁜 일, 기분 좋은 일을 생각하면 체온이 상승한다. 그것은 뇌에서 베타 엔도르핀**(뇌내 마약)**이라는 물질이 나와 혈행을 좋게 만들기 때문이다.**

웃음이 면역력을 높인다는 말은 과학적으로 증명되었으며 암 치료에도 활용되고 있다. 그것은 마음의 병, 우울증에도 크게 도움이 된다.

뱃속까지 웃으면 호흡량이 최대 4배나 증가되고 산소를 마음껏 받아들여 혈액 속 이산화탄소의 배설이 촉진돼 혈액이 정화된다.

또 횡격막이나 대흉근이 크게 움직여 운동량이 증가하므로 복부 내장의 혈행이 좋아지고 몸이 따뜻해진다. 몸이 따뜻해지면 우울증이나 불면증이 개선되는 것은 앞에서 밝힌 그대로다.

애초에 큰 소리로 웃거나 즐거운 일, 기쁜 일을 생각하면 기분이 밝아지고 두근거린다던가 의욕이 생긴다. 이것은 누구나 경험하고 있는 것으로 이것이야말로 베타 엔도르핀의 효과다.

베타 엔도르핀은 각성이나 쾌감, 도취감 등을 가져오는 뇌내 물질이다. 마라톤 선수가 장시간 달리다보면 러너즈하이(Runner's High : 왕성한 달리기로 생기는 커다란 행복감)라는 도취감을 맛보고 피로를 모르는 것은 베타 엔도르핀 덕분이다. 마음이 안정되고 알파가 나올 때 베타 엔도르핀도 분비돼 기분 좋은 상태로 이끌어준다.

침체된 우울한 기분을 날려버리고 의욕이 넘치는 마음가짐을 여기 적어본다.

- '어떻게든 되겠지.'라는 마음을 가질 것
- 사물을 긍정적으로 받아들일 것
- 하루 마지막에 나쁜 일은 가능한 떠올리지 말고 좋은 일, 즐거운 일만을 기억하도록 할 것
- 주위 사람에게 감사의 마음을 가질 것

이러한 마음가짐과 함께 평소에 가능한 좋아하는 일을 하도록 하자. 취미나 여행, 먹으면서 걷기, 음악 감상 등 무엇이든 다 좋다.

개그콘서트나 예능 프로를 보고 큰소리로 웃는다던지 슬픈 영화를 보고 눈물을 짜는 것도 효과가 있다. 눈물을 흘린 다음에는 누구나가 마음이 후련해진다는 것에서 알 수 있듯이 우는 일은 스트레스 발산이 되며 치유효과를 가져온다. 또 수분을 빼내기 때문에 몸을 따뜻하게 하는 효과도 있다.

마음을 건강하게 해주는 칼라 '붉은색'을 활용하는 것도 좋은 방법이다. 붉은색은 '양'의 색으로 혈행을 좋게 하고 몸을 따뜻하게 해 기력을 높이는 작용이 있다.

마음이 가라앉았을 때는 붉은 셔츠나 붉은 옷, 붉은 양말, 붉은 손수건 등을 몸에 지니고 있으면 건강해진다.

> **체 험 수 기**

생활습관병과 우울증을
몰아내고 8kg이나 감량했어요!

I 씨(45세, 남성)

고혈압, 지질이상증, 지방간, 통풍, 당뇨병, 허혈성심장질환….

무역회사에 근무하는 I 씨(45세, 남성)가 회사 건강진단에서 받은 진단 결과다. 마치 생활습관병의 집합체와도 같았다. 이것을 방치한다면 가까운 장래 반드시 심근경색이나 뇌경색 또는 암이 될 수밖에 없다고 의사로부터 주의를 받았다고 한다.

 I 씨는 학창시절에는 테니스 선수로 활약한 스포츠맨이었다. 당시는 172cm, 65kg으로 근육질의 단단한 체격을 갖고 있었다.

그런데 사회인이 되고부터 운동 부족과 과식이 탈이 되어 매년 조금씩 체중이 증가했다. 42세에 과장직에 취임하고부터는 매일 밤이라고 할 정도로 접대가 이어졌고 체중은 83kg, 체지방률도 32%의 훌륭한 비만형이 돼 버렸다. 그리고 앞에 적은 수많은 생활습관병이 발견되었던 것이다. 게다가 중간관리직의 스트레스가 I 씨를 덮쳤다.

숙면을 취하지 못하는 날이 계속되었고 오전 중에는 나른하고 의욕이 전혀 생기지 않는 우울 증상까지 나타나기 시작했다. 그때, 대학시절 친구로부터 조식을 뺀 아침만 단식한다는 이야기를 들었다. 그것을 실행한 친구는 10kg 가까이 살이 빠지고 컨디션도 좋아졌다고 했다.

사실 I 씨는 매일 아침 영양사인 사랑하는 아내가 만들어주는 아침 식사를 항상 무리해서 먹고 있었다. 토스트에 샐러드, 커피나 우유와 같은 가벼운 식사였지만 밤늦게까지 접대로 술을 마시고 귀가하는 일이 잦은 I 씨에게 아침은 식욕이 전혀 느껴지지 않는 시간대였다.

그래서 친구의 충고를 듣고 아침은 생강홍차 2잔으로 대신했다. 그리고 항상 아내의 차로 역까지 함께 갔던 길도 20분 정도의 시간을 투자해 걷기로 했다.

아침식사를 걸러도 심각할 정도의 공복감은 느껴지지 않았다. 오히려 오전 중의 무기력함이 사라지고 머리도 시원하게 맑아지는 느낌이었다. 업무의 진척률도 높고 사내 회의에서도 상사가 탄성을 지를 만한 아이디어가 기탄없이 나오게 되었다.

아침저녁으로 걸어서인지 밤에도 숙면할 수 있었고 대소변의 배설도 좋아졌다. 배도 들어가 체중도 서서히 감소했다. 3개월 후에는 8kg 감량해 75kg이 되었다. 지금은 심신의 컨디션이 좋고, 고지방・고혈당・고혈압 등의 검사치가 모두 정상화돼 매년 건강검진이 즐거워졌다고 할 정도다.

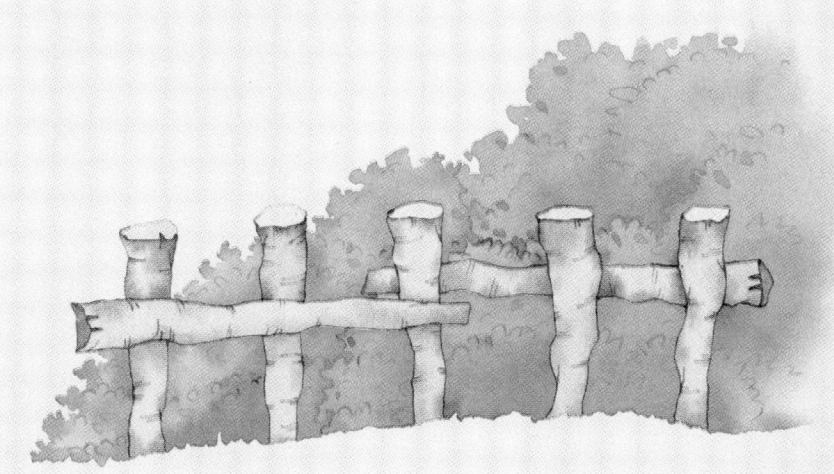

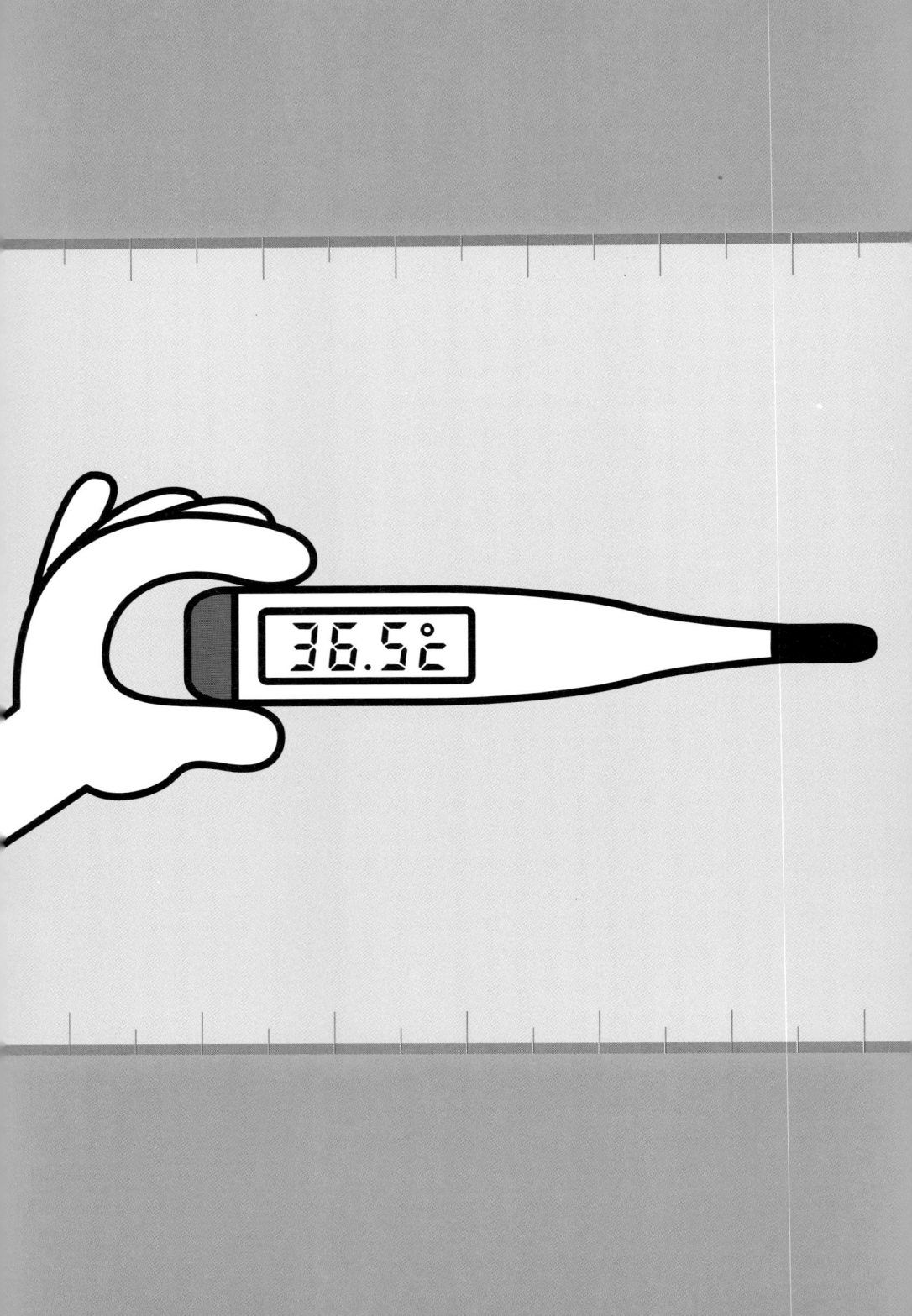

Chapter 05

올바른 식생활로
우울증 · 스트레스
말끔히 몰아낸다

지금 우리들의 식생활을 한 번 들여다보자. 대부분 몸을 차게 하는 음성식품을 먹는 사람이 많다. 냉장고에서 차갑게 보관되어 있는 음식을 늘 먹고, 찬 맥주 · 음료수도 많이 먹는다. 그 결과 현대인들은 대부분 저체온화가 되어 있고, 이것은 우울증 환자를 양산시켜 놓고 있다.

Chapter 05

01 현대인들은 몸을 차게 만드는 음식을 **과다 섭취**하고 있다

현대의 영양학에서는 음식을 에너지(칼로리)와 영양소의 공급원으로 받아들이고 있다. 그러나 음식의 가치는 단지 그것뿐일까?

한의학에서는 2천 년 전부터 음식물에는 몸을 따뜻하게 한다거나 차게 하는 작용이 있다고 설명하고 있다. '식성'이라는 중요한 시점이 현대 영양학에서는 완전히 빠져 있는 셈이다.

불교용어로 '신토불이'라는 성어가 있다. "신체(身)와 환경(土)은 불가분(不二)관계다."라는 의미이지만 이것은 식사에도 들어맞는다. 즉, 인간은 태어난 곳의 토지에서 얻은 제철 음식을 먹어야 건강해질 수 있다는 말이다.

더운 곳에서는 더운 기후에 맞는 작물을 얻는다. 그것은 주로 몸

몸을 따뜻하게 하는 식품 · 차게 하는 식품

	양성(몸을 따뜻하게)	간성	음성(몸을 차게)
색	● 적 · 흑 · 갈색음식 붉은 고기나 생선, 계란, 검은 설탕, 검은 빵, 메밀국수, 팥, 검은콩, 해조, 홍차, 붉은 와인 등	● 노란색 음식 현미, 보리, 옥수수, 대두, 낫토, 좁쌀, 수수, 호박, 고구마 등	● 청 · 백 · 녹색음식 우유, 두유, 두부, 녹색채소, 녹차, 백설탕, 백미, 흰빵, 우동, 화학조미료, 화학약품 등
산지	● 북부지방산 메밀국수, 연어소금구이, 게, 가리비 등(알코올류는 정종, 붉은 와인 등)	● 북부지방산 과일 사과, 체리, 포도 등	● 남부지방산 바나나, 파인애플, 멜론, 귤, 레몬, 망고, 오이, 수박, 카레, 커피, 녹차 등(알코올류는 소주 등)
수분	● 수분이 적고 딱딱한 것 치즈, 절인 음식, 검은 빵		● 수분 많고 부드러운 것 흰빵, 버터, 생크림, 물, 우유, 녹차, 주스, 콜라 등의 청량음료수 등
맛	● 짠 것 소금, 된장, 간장, 명란젓, 잔멸치, 설탕간장으로 달짝지근하게 조린 음식		● 시큼한 것 식초, 드레싱, 마요네즈 등
야채 종류	● 뿌리채소 등 우엉, 당근, 연근, 파, 양파, 참마, 생강, 마늘		● 잎채소 양배추, 배추, 양상추, 시금치 등

의 열을 빼내고 몸을 차게 만드는 작물이다.

한편 추운 곳에서는 추운 기후에 알맞은 몸을 따뜻하게 만드는 작물을 얻는다. 더운 곳에 살고 있는 사람은 몸을 차게 하는 식품을, 추운 곳에 살고 있는 사람은 몸을 따뜻하게 하는 식품을 몸이 필요로 하고 있기 때문이다. 이와 같은 자연의 섭리를 통해 인간과 환경은 조화를 이루고 있다.

한의학의 음양론으로 말하면 더운 곳에서 얻는 작물은 '음성식품'이고 몸을 차게 하는 작용이 있다. 아열대에서 얻는 바나나 파인애플이 대표적인 식품이다.

반대로 추운 곳에서 얻는 작물은 '양성식품'으로 몸을 따뜻하게 하는 작용이 있다. 북쪽 나라가 산지인 연어, 메밀국수, 게 등이 여기에 해당한다.

음성, 양성을 결정하는 것은 산지뿐만이 아니다. 가장 이해하기 쉬운 것이 식품의 색이다.

앞에서도 밝혔듯이 무릇 색에도 음과 양이 있으며 양의 색인 적·흑·갈색 식품은 '양성식품'으로 분류된다. 그런 반면 청·백·녹색의 음의 색 식품은 '음성식품'이다.

예를 들어 붉은 고기·붉은 와인·타바스코·흑설탕·검은콩·팥 등은 양성식품이고, 우유·흰쌀·백설탕·녹차·우동 등은 음성식품으로 분류된다.

물이 몸을 차게 한다는 사실에서도 알 수 있듯이 수분이 많고 부드러운 것은 '음성식품'이고 수분이 적고 딱딱한 것은 '양성식품' 이다.

예를 들면 우유·생크림·청량음료수·흰빵 등은 '음성식품' 이고 이에 반해 치즈·절임 반찬·검은 빵 등은 양성식품이다. 재미있게도 음성식품의 우유도 수분이 적은 단단한 치즈가 되면 양성식품으로 변한다는 사실이다.

몸을 따뜻하게 하는 음식의 대표라고 하면 소금이다. **염분이 많은 짠 음식은 몸을 따뜻하게 하지만 시큼한 것은 몸을 차게 한다. 겨울은 짠 음식이 맛있고, 여름은 시큼한 음식이 식욕을 당기는 것도 이같은 이유 때문이다.**

조미료에서도 된장, 간장은 양성식품이고 식초, 드레싱은 음성식품이다. 또 땅 속에서 얻는 뿌리채소는 몸을 따뜻하게 하고, 잎을 위로 펼치는 잎채소는 몸을 차게 한다. 뿌리채소가 단단하고 겨울에 주로 얻는다는 점에서도 양성식품이라는 것을 알 수 있다.

한편 음성식품의 잎채소는 부드럽고 수분이 많고 많게는 녹색이나 흰빛을 띠고 있다.

사람의 체질에는 음에도, 양에도 속하지 않는 간성체질이 있다. 그와 마찬가지로 음식물에도 몸을 따뜻하게도, 차게도 하지 않는 간성식품이 있다. 색으로 말하면 노란색이나 옅은 갈색을 띠고 있다. 현미·호박·대두·옥수수·고구마 등 인류가 주식으로 한 것들이 이에 속한다. 이들 식품은 아무리 먹어도 몸을 차게 할 염려는 없다.

    또 과일은 남방산이 많고 물기가 많으므로 대부분은 몸을 차게 하지만 북방에서 얻는 사과, 체리, 포도 등은 음도 양도 아닌 간성식품이므로 몸을 차게 할 걱정은 없다.

Chapter 05

02 아침의 **우유·빵·샐러드**는 몸을 차게 한다

음식의 '식성'을 생각해서 식사를 하면 얼마든지 체질을 바꿀 수 있다. 일례로 추위를 잘 타고 몸이 찬 음성체질인 사람이 몸을 따뜻하게 하는 작용이 있는 양성식품을 섭취하면 몸이 점점 따뜻해지고 건강해지며 우울증 같은 음성체질 특유의 병도 치유된다. 반대로 더위를 잘 타고 땀을 잘 흘리는 양성체질인 사람이 음성식품을 섭취하면 몸에 있는 여분의 열이 제거돼 건강해지고 양성체질이 걸리기 쉬운 병을 예방할 수도 있다.

음성체질인 사람도, 양성체질인 사람도 자신의 체질과는 반대의 성질을 갖는 식품을 섭취함으로써 음양의 균형을 맞춰 중성체질에 가까워지는 것이다. 음도 아닌, 양도 아닌 중간 체질에 가까워지는 것이 최고의 건강 비결이다.

그러나 지금 우리들의 식생활을 한 번 들여다보자. 대부분 몸을 차게 하는 음성식품을 먹는 사람이 많다. 냉장고에서 차갑게 보관되어 있는 음식을 늘 먹고, 찬 맥주・음료수도 많이 먹는다. 그 결과 현대인들 대부분은 저체온화가 되어 있고, 이것이 우울증 환자를 양산시켜 놓고 있다.

한 가지 예를 들어보자. 오늘 아침 여러분의 아침 식사는 어떤 메뉴였는가? 많은 사람들이 편하다는 이유로 토스트에 버터를 바르고 샐러드를 먹으며 커피나 우유를 마신다. 당신도 이런 식사를 했다면 주목해야 한다.

이것들은 전부 음성식품이다. 빵도, 버터도, 생야채도, 여기에 곁들이는 드레싱이나 마요네즈도 모두 몸을 차게 한다. 우유는 몸을 차게 하지만 커피는 갈색이므로 양성식품이라고 생각할 수 있다. 하지만 커피의 원산지는 에티오피아라는 남방이므로 몸을 차게 하는 음성식품이다.

아침은 일반적으로 체온이 낮기 때문에 하루의 활동을 시작하기 위해 체온을 올리지 않으면 안 된다. 그런데 아침부터 이렇게 몸을 차게 하는 것만 먹으면 건강을 잃게 되고, 컨디션도 나빠지는 것은 당연한 일이다. 가능하면 아침은 당근사과주스나 생강홍차를 마시는 편이 우리 몸의 대사를 좋게 하고 따뜻하게 하며 컨디션 조절에도 도움이 된다는 사실을 꼭 기억하자.

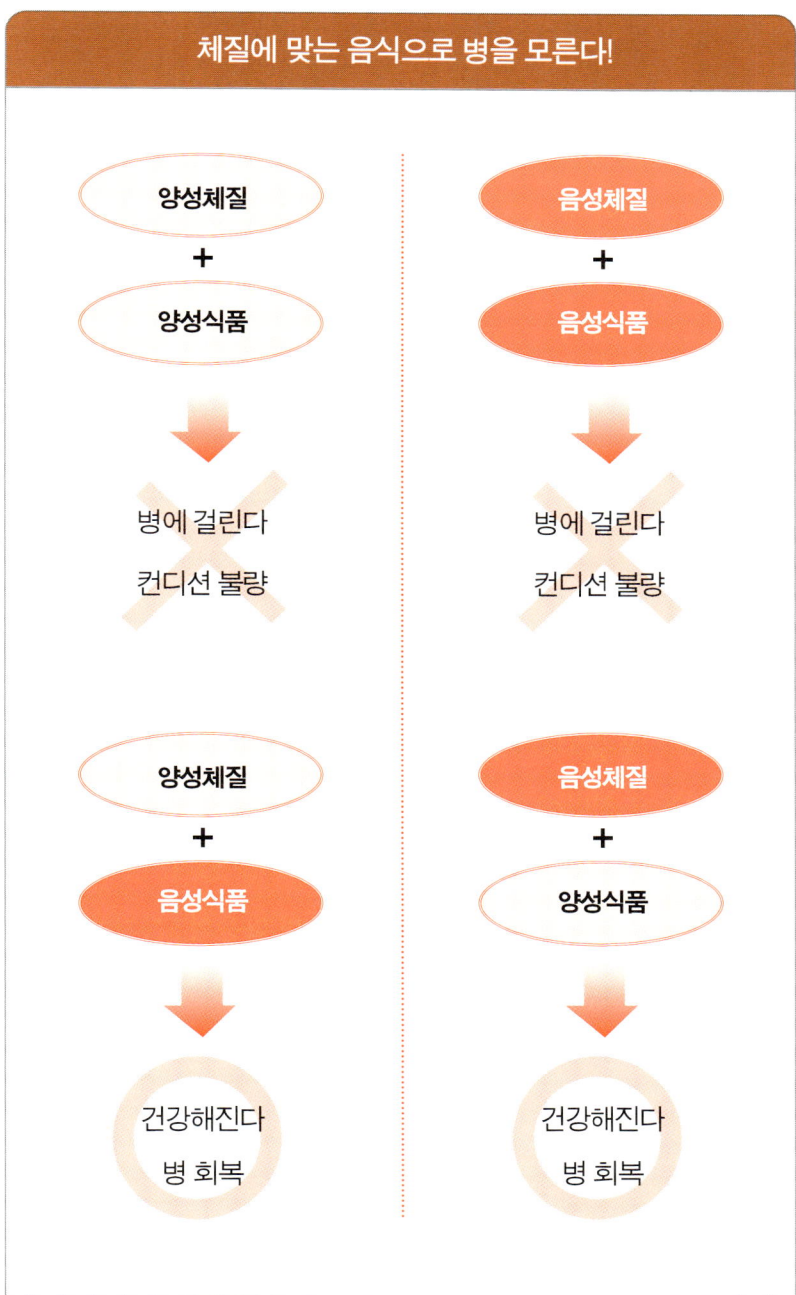

현대인의 매일 식사를 되돌아보면 아침 점심 저녁 3끼 모두 몸을 차게 하는 음성식품이 실제로 많다는 사실을 알게 된다.

주식이 되는 흰쌀, 흰빵, 우동, 스파게티는 모두 음성식품이고 계절에 관계없이 항상 먹을 수 있는 야채나 과일은 남방산이 많다. 몸을 차게 하는 생야채는 다이어트 단골 메뉴이며, 반주로 빼놓을 수 없는 맥주나 위스키, 소주도 몸을 차게 하는 음성식품이다.

게다가 혈액이 맑아진다고 해서 몸을 차게 하는 물 마시기 건강법이 왕성하게 진행되고 있는데, 물을 대량으로 마시는 것도 문제다.

음성체질인 사람이 이러한 음성식품만 지속적으로 먹다보면 더욱 몸이 차가워져 컨디션을 잃게 된다. 자신도 모르는 사이에 우울 증세가 나타나고 좀처럼 개선되지 않는 것도 무의식적으로 몸을 차게 하는 식품을 과다 섭취하고 있기 때문이다.

음성식품이 식탁에 넘쳐나고 있는 오늘날, 의식적으로라도 양성식품을 섭취하지 않으면 우울체질을 바꿀 수 없다. 이때 포인트가 되는 식생활 개선법을 한 번 더 소개하면 다음의 5가지가 된다.

1. 음식물은 색으로 선별

적·흑·갈색의 난방색계 식품은 몸을 따뜻하게 하고 청·흑·녹색의 한색계 식품은 몸을 차게 한다(즉, 백설탕이나 녹차가 아니라 흑설탕이나 홍차를 선택).

2. 음식물의 산지로 선택

추운 지방에서 얻는 식품은 몸을 따뜻하게 하고 더운 지방에서 얻는 식품은 몸을 차게 한다. 가공식품이나 알코올은 원료의 산지로 분별한다(바나나, 파인애플 등의 난방산 과일이 아니라 사과, 체리, 포도 등 북방산 과일을 먹는다).

3. 수분량(단단함)으로 선택

물기가 적은 단단한 식품은 몸을 따뜻하게 하고, 물기가 많고 부드러운 식품은 몸을 차게 한다(케이크나 과일이 아니라 말린 과일로 한다).

4. 맛으로 선택

짠 음식은 몸을 따뜻하게 하고 시큼한 것은 몸을 차게 한다(식초, 마요네즈, 드레싱이 아니라 소금, 간장, 된장으로 맛을 낸다).

5. 야채의 종류로 선택

뿌리 채소류는 몸을 따뜻하게 하고 잎 채소류는 몸을 차게 한다(생야채샐러드가 아니라 뿌리채소 조림).

인간은 본래 자신의 몸이 필요로 하는 것을 갖고 싶어하고 그것을 맛있다고 느낀다. 몸이 차가우면 따뜻한 것을, 더우면 차가운 것을 원하는 것은 몸의 자연스런 생리다. 따라서 자신의 몸에 귀를 기울이면 자신의 몸이 지금 무엇을 먹고 싶어하는지를 자연히 알게 될 것이다. 이것이 몸에 필요한 것이다.

때문에 **식사의 좋고 싫음을 전혀 나쁘다고는 생각하지 않는다. 체질에 따라 먹고 싶은 것이 다르기 때문에 좋고 싫음이 있는 것은 당연하다.**

우울증이 있는 사람은 몸이 차가워지기 때문에 양성식품을 원할 것이다. 영양균형이 좋은 식사도 중요하지만 그 전에 무엇을 먹어야 하는지 자신의 몸이 하는 소리에 귀를 기울여라.

Chapter 05

03 '녹차'보다 '홍차'를 선호하는 이유

음성체질인 사람은 가능한 양성식품을 먹어 몸을 따뜻하게 한다. 이것이 나아가서는 체온을 높여 우울증 격퇴로 연결된다.

그렇다고는 하지만 음성식품이 범람하고 언제든 먹을 수 있는 현실에서 음성식품을 먹지 않고 지낸다는 것은 어느새 불가능에 가까워졌다. 또 영양을 생각하더라도 음성식품을 섭취해 영양 부족을 보충하지 않으면 안 되는 것도 있다.

그럴 때 음성식품을 간성식품이나 양성식품으로 변화시켜 먹는 방법이 있다. 같은 원료라도 열을 가한다거나 소금을 넣고 발효를 시키면 몸을 따뜻하게 하는 작용이 생긴다.

발효시키면 녹차가 홍차로 된다

일본인은 녹차를 좋아하지만 일본보다 높은 위도에 있는 추운 유럽 국가에서는 녹차가 아니라 홍차를 좋아한다. 그것은 녹차가 몸을 차게 하고, 홍차가 몸을 따뜻하게 한다는 것을 그들은 경험적으로 알고 있기 때문이다.

녹차는 음성식품이지만 홍차는 양성식품이다. 그러나 녹차도 홍차도 본래는 같은 동백나무과 식물이고 같은 잎을 원료로 하고 있다. 그것이 녹차가 되기도 하고 홍차가 되고 우롱차가 되는 것인데 그 차이는 제조법에 있다.

녹차는 잎을 따서 바로 가열시킨 것, 홍차는 잠시 두었다가 산화효소로 충분히 발효시킨 후 가열(건조)시킨 것, 우롱차는 반 정도 발효시킨 후 가열(건조)시킨 것이다.

녹차와 홍차의 차이는 이와 같이 발효를 시켰는지 시키지 않았는지 뿐이다. 그것만으로 음성식품인지, 양성식품인지를 분류하는 것이다. 차 잎의 색도 발효시키는 방법에 따라 음성의 녹색부터 양성의 붉은색으로 변한다.

열을 가해 발효시키면 우유가 치즈가 된다

우유는 그대로 있으면 강한 음성식품이다. 그런데 열을 가해 발효시키면 치즈가 된다. 치즈는 조금 노란빛을 띠고 수분이 없어지면서 단단해진다. 즉 치즈라는 양성식품으로 변한 것이다.

소금을 넣어 발효시키면 양성식품의 절임 음식이 된다

소금의 작용을 통해 음성식품을 양성식품으로 바꿀 수 있다. 오이, 무, 배추 등은 음성식품이지만 소금에 절이면 양성식품이 된다. 무(흰색에 수분이 많은 야채)도 소금을 뿌려 무거운 돌로 압력을 가함으로써 수분이 줄고 발효돼 단무지(노랗고 수분이 적은 식품)라는 양성식품으로 변한다.

양성과 음성식품을 구분하는 방법으로 가장 간단한 방법은 색으로 분류하는 것이다. 적·흑·갈색식품은 음성으로 대개 몸을 따뜻하게 하지만 예외도 있다. 토마토는 붉은색, 커피는 검은색, 카레는 갈색이지만 이 3가지는 색이 짙어도 몸을 차게 한다. 왜냐하면 산지가 우선시 된다. 그러나 이 이외는 대개 색으로 판단할 수 있다.

Chapter 05

04 몸이 찬 사람은 샐러드보다 조림요리를~

예부터 일본은 밥과 함께 된장국을 먹고 밥에 깨소금을 뿌리고 야채절임을 곁들여 먹었다. 이것도 냉증에서 몸을 지키는 방법이다.

일본인의 주식인 흰쌀은 몸을 차게 하는 음성식품이다. 그러나 된장국이나 검은깨소금과 야채절임은 양성식품이다. 흰쌀에 이러한 양성식품을 조합함으로써 무의식적으로 냉증을 막아온 것이다.

일본 식탁에서 빼놓을 수 없는 된장과 간장도 양성식품이다. 일상적으로 사용하는 조미료에 몸을 따뜻하게 하는 작용을 갖게 한 것은 선조들의 위대한 지혜라고 할 수 있다.

된장이나 간장도 원료는 대두다. 대두는 간성식품으로 몸을 따뜻하게도 차게도 하지 않는다. 그러나 흰 두부가 되면 몸을 차게 하는 음성식품이 되고 발효시켜 된장이나 간장이 되면 몸을 따뜻하게 하는 양성식품으로 변한다.

일본인은 또 야채를 생으로 먹는 것을 선호하지 않았고 조림 같이 익혀서 먹었다. 생으로 먹는 경우도 소금을 뿌리거나 된장이나 간장에 찍어 먹음으로써 몸을 차게 하지 않는 노력을 해왔다.

이와 같이 조리방법이나 식품의 조합을 연구함으로써 음성식품이라도 몸을 따뜻하게 하는 식품으로 만들 수 있다.

가열 조리한다

생으로 먹으면 음성식품이지만 가열하면 양성식품으로 바뀐다. 예를 들면 여름 야채인 토마토는 몸을 차게 하는 대표적인 음성 야채이지만 가열해 토마토소스로 만들면 양성식품으로 바뀐다. 음성식품인 양배추나 배추도 볶거나 조리고, 찌개에 넣으면 몸이 차가워지지 않는다.

몸을 따뜻하게 하는 식품을 조합시킨다

우유는 그대로 마시면 몸을 차게 하지만 데워서 흑설탕이나 벌꿀, 생강을 곁들이면 양성식품이 된다. 흑설탕, 벌꿀, 생강도 몸을 따뜻하게 하는 최고의 식품이다.

따뜻한 물이나 녹차도 그대로는 음성 음료이지만 따뜻한 물에 채를 친 생강과 흑설탕을 넣어 생강물을 만든다거나 엽차에 간장을 넣어 간장엽차로 만들면 양성으로 바뀌어 몸이 따뜻해진다. 이와 같이 몸을 차게 하는 식품도 양성식품을 조합시키면 몸을 따뜻하게 하는 식품으로 바뀐다는 것을 알 수 있다.

소금을 뿌린다

생야채에 시큼한 드레싱이나 마요네즈를 얹으면 몸이 차가워지지만 소금을 뿌린다거나 간장맛이나 된장맛 드레싱으로 하면 차게 하는 작용이 약해진다.

고춧가루나 향신료를 듬뿍 얹는다

우동이나 스파게티는 음성식품인 밀가루로 만들어졌고, 흰 식품이므로 몸을 차게 하지만 매운맛의 성분인 캅사이신이 풍부하고 몸을 따뜻하게 하는 작용이 있는 고춧가루나 타바스코, 파를 듬뿍 얹으면 몸은 차가워지지 않는다. 우동은 푹 끓인 우동이 몸을 따뜻하게 한다.

Chapter 05

05 스트레스가 쌓였을 때는 **생강**과 친해지자

2천 년 전부터 한의학에서는 우울증이나 노이로제, 자율신경 실조증 등 기가 정체되면서 발생하는 병에 반하후박탕을 자주 사용해왔다.

이 약의 주요 성분은 생강과 차조기(깻잎)다. 생강과 차조기에는 기를 열어주는 작용이 있으며, 기가 정체되면서 일어나는 증상에 잘 듣는다.

따라서 의욕이나 기력이 저하된 사람, 우울 상태에 있는 사람, 자신감을 잃어 침체돼 있는 사람과 같이 기가 우울한 사람에게는 꼭 생강과 차조기를 듬뿍 섭취하도록 한다.

둘 다 채소가게나 슈퍼에 가면 언제든지 살 수 있는 값싼 야채이기 때문에 상비하고 일상적으로 섭취할 것을 권장한다.

생강 없이 한약은 없다

생강은 한의학에서 날 것은 '생강生薑', 쪄서 말린 것을 '건강乾薑'이라고 한다. 의사가 처방하는 의료용 한약은 약 350종이 있지만 그 중 약 70%에 생강을 배합하고 있다. 이렇게 널리 사용하고 있는 생약이다보니 "생강 없이 한방은 성립되지 않는다."고 말할 정도로 생강은 중요한 자리를 점하고 있다. 그만큼 약효가 뛰어나고 효능도 폭넓다는 반증이다.

〈동의보감東醫寶鑑〉의 기록에 의하면 "생강은 몸의 냉증을 없애고 소화消化를 도와주며 구토를 없앤다."고 기록돼 있다. 이는 생강이 위를 자극해 소화를 촉진시키고 몸에서 열을 발생시키기 때문이다. 생강은 또 몸을 따뜻하게 한다.

후한시대에 쓰여진 한방 원전이라고 할 만한 〈상한론傷寒論〉에는 생강의 효능이 다음과 같이 기록돼 있다.

"생강은 체내 모든 장기를 자극하고 활성화시켜 몸을 따뜻하게 한다. 대사를 조절하고 체내 여분의 체액(수독)을 제거하고 구풍(가스를 배설)하며 소화를 돕는다. 심가부(명치 부분)의 팽만을 방지하는 데 도움이 된다."

또 명나라 시대에 쓰여진 〈본초강목〉에서 "생강은 백사(百邪 : 여러 가지 병)를 막는다."고 했다.

이러한 기록을 보더라도 생강은 먼 옛날부터 만병의 약이었던 사실을 엿볼 수 있다.

생강은 인도 원산의 다년초로 학명을 'Zingiber officinale' 이라고 한다. 이것은 '뿌리 형태를 한 약효가 있는 것' 과 같은 의미이지만 생강의 특성을 말하고 있다.

중국에서는 480년 경부터 재배되었다는 기록이 있으며, 생강이 우리나라에 처음 도입된 역사적 기록은 없으나 우리나라 풍산 심씨의 시조인 심만승이라는 중국인이 고려로 귀화하면서 도입했다는 설이 있다. 황해도 봉산에서 처음 재배하였으며, 이후 전북 봉상(현 봉동), 나주 지방에도 재배되었다고 전한다. 고려 현종 9년(1018년)에 생강 재배에 관한 내용이 〈고려사〉에 처음 기록되었으며, 왕의 하사품으로 생강이 쓰였다는 기록이 있다.

기원전 2세기 경에는 고대 그리스, 로마에 전해졌다. 고대 그리스시대 철학자 피타고라스도 생강을 소화제나 구풍제(배의 가스를 제거하는 약)로 사용했다고 한다.

유럽에서는 생강이 오랫동안 귀중한 향신료였고, 아시아와의 향신료무역에서는 후추에 이은 중요한 상품이었다. 당시는 왕가나 귀족만 얻을 수 있는 고급품이었다.

14세기에 영국의 런던에서 페스트가 대유행했을 때 시민의 3분의 1이 사망했음에도 불구하고 생강을 상식하고 있던 사람들은 목숨을 잃지 않았다고 한다.

후에 이것을 안 헨리 8세는 생강을 더욱 상식하자고 하면서 생강빵(ginger bread)을 만들 것을 장려했다. 이 빵은 지금도 영국

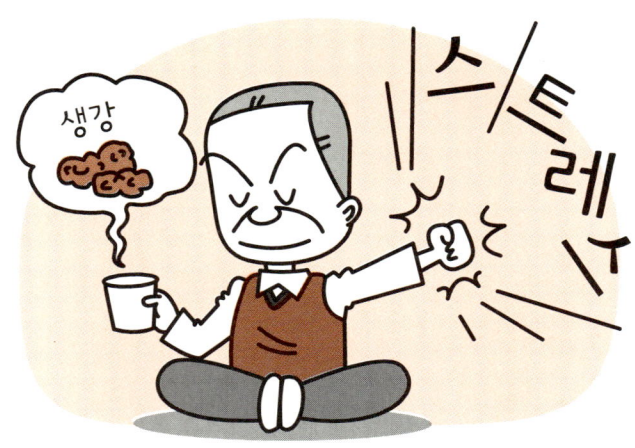

가정 요리로 남아 있다.

생강의 효능은 근래 들어 과학적으로 해명되면서 수많은 약리 작용과 성분이 발견되고 있다. 그것은 한의학에서 2천 년 전부터 잘 알려진 효능을 뒷받침해주고 있다.

생강에는 진게론, 진게롤, 생강오일, 캅사이신 등 매운 성분과 진기베롤, 시트랄, 쿠르쿠민, 피넨, 클로로겐산 등의 방향성분 등 4백 종 이상의 미량 성분이 함유돼 있는 것으로 밝혀지고 있다.

생강의 많은 약효는 상호적인 작용에 의해 빚어지는 것인데, 그 중에서도 주역은 진게롤과 생강오일이다. 이 두 가지는 사실 같은 것으로 생강을 가열하면 진게롤이 생강오일로 변화된다.

생강의 주요 효능을 꼽자면 열 손가락으로 모자랄 정도다. 기의 정체뿐 아니라 수와 혈의 정체도 개선하기 때문에 말 그대로 만병의 원인을 제거하는 생약의 왕이라 해도 과언이 아니다. 그 적용을 간결하게 정리하면 다음과 같다.

- 몸을 따뜻하게 해 발한을 촉진한다.
- 임파구를 활성화시켜 면역력을 증강한다.
- 심장을 자극해 혈관을 확장하고 혈류를 개선한다.
- 통증을 없애고 열을 낮춘다.
- 점액의 분비를 좋게 해 가래를 없애고 기침을 진정시킨다.
- 구토를 멈추게 한다.
- 소화 흡수를 높여 위장을 건강하게 한다.
- 궤양을 방지한다.
- 혈전을 방지한다.
- 혈압을 안정시킨다.
- 혈중콜레스테롤을 낮춘다.
- 기를 열고 울병 기분을 개선한다.
- 현기증을 개선한다.
- 이뇨를 촉진해 체액의 흐름을 좋게 한다.
- 세균과 바이러스의 증식을 막아 곰팡이나 기생충을 몰아낸다.
- 독소를 배설하고 체내를 정화한다.

*참고로 영어 ginger(또는 ginger up)에는 건강하게 한다는 의미가 들어 있다. 신체만이 아니라 마음도 생강에 의해 건강해진다는 뜻이다.

매실장아찌보다 차조기(깻잎)를 먹자!

차조기도 한약재 중 하나이며 주로 붉은 차조기 잎을 가리켜 '소엽蘇葉' 또는 '자소엽紫蘇葉'이라고 한다. 차조기는 기의 정체를 개선하는 이기약(利氣藥:기의 흐트러짐을 개선하는 약)으로 정신을 안정시키는 작용이 있다.

차조기가 배합된 '향소산'도 반하후박탕과 마찬가지로 기를 둘러싸고 기 우울증을 발산시키는 약이다. 스트레스로 초조해 하는 초기 감기나 신경성위염에 많이 이용된다.

차조기의 독특하고 상큼한 향기는 페릴알데히드라는 방향성분이다. 이것은 스트레스를 완화하는 작용과 방부작용, 해독작용이 있다. 회에 차조기를 곁들이는 것도 식욕을 돋우면서 식중독이나 물고기 중독을 방지하기 위해서다.

최근 주목받고 있는 것은 알레르기에 대한 작용이다. 차조기에 함유돼 있는 로즈마리산이라는 폴리페놀이 과잉된 면역반응을 억제하고, 알레르기나 화분증에 효과가 있다고 밝혀졌다. 그밖에 차조기에는 발한, 해열, 기침을 진정시키는 작용, 진통, 이뇨, 건위, 거담작용 등이 있다.

이와 같이 생강도, 차조기도 다양한 효능이 있는데 공통으로 들어가 있는 것은 몸을 따뜻하게 해 수독을 빼내고 기를 열어주는 효능이다. 우울증을 개선할 뿐 아니라 전신의 균형을 정돈해 몸을 건강한 신체에 가깝게 만들어 준다.

때문에 평소에 자주 생강이나 차조기를 섭취해야 한다. 된장국에 채에 간 생강이나 잘게 썬 차조기를 넣거나 두부에 듬뿍 얹기도 하고, 차조기 잎 튀김이나 신생강 감초절임 등 다양하게 섭취하는 방법으로 즐겨보자.

어느 쪽이든 향신료이기 때문에 한 번에 많이 섭취할 필요는 없다. 하지만 소량이라도 매일 섭취하면 우울증이나 불면증이 개선되고 기분이 밝아진다.

여기서는 기 우울에 효과가 있는 차조기 잎과 생강을 넣은 따뜻한 음료를 소개한다. 따뜻할 때 입으로 호호 불어가며 마시면 좋다.

차조기 잎을 가미한 생강물

1. 청차조기 잎을 2~3장 불에 쐬어 손으로 문질러 찻잔에 넣는다.
2. 엄지손가락 크기 정도의 생강을 갈아서 짠 즙을 찻잔에 10방울 넣는다.
3. 뜨거운 물을 반 정도 붓고 마신다.

차조기 잎이 들어간 생강물

1. 새끼손가락 크기의 생강과 청차조기의 잎 2~3장을 잘게 썰고 뜨거운 물만 찻잔에 붓는다.
2. 흑설탕 10g을 넣고 뜨거운 물을 붓고 잘 섞어 마신다.

Chapter 05

06 몸을 덥히는 최강 음료1
'생강홍차'로 몸의 중심부터 따뜻하게~

매운 음식을 먹으면 땀이 나오는 것은 몸이 따뜻해져 혈액 흐름이 좋아지기 때문이다. 그런 의미에서도 생강은 매운 성분의 보고다. 생강물이 감기 초기에 효과가 있는 것도 몸이 따뜻해지고 땀을 흠뻑 흘리기 때문이다.

생강만으로 충분히 몸을 따뜻하게 하는 작용은 있지만 더욱 강화시키는 것이 홍차다. 홍차는 양성식품으로 몸을 따뜻하게 하는 작용이 있으며, 뜨거운 물에 생강을 넣어 만드는 생강물보다 홍차에 생강을 넣는 생강홍차가 당연히 따뜻하게 하는 효과가 높다. 핫홍차+생강은 몸을 따뜻하게 하는 최강 조합이다.

특히 생강홍차는 몸의 중심부터 따뜻하게 해서 온몸으로 따뜻한 온기를 전파하는 효능이 있다.

필자의 티타임은 365일 생강홍차~

홍차에는 타닌, 카페인, 비타민류, 아미노산 등이 함유돼 있다. 타닌은 폴리페놀 중 하나로 강한 항산화작용을 갖고 있다. 항산화작용이란 활성산소를 제거하는 작용으로 활성산소로 인해 발생하는 동맥경화나 암, 당뇨병 등 다양한 병을 예방한다. 홍차의 쓴맛과 색은 타닌에 있다.

카페인에는 뇌의 중추신경을 자극하고 각성시키거나 의욕을 높이는 작용, 이뇨작용, 피로 회복작용, 소화 흡수를 촉진시키는 작용 등이 있다.

커피보다 홍차가 카페인이 많다고 하지만 그것은 같은 양의 홍차 잎과 커피콩을 비교했을 때를 말한다. 홍차라면 커피의 5분의 1 정도로 줄기 때문에 커피만큼 각성작용이 강하지 않고 잔잔하게 작용한다.

필자는 자택에서도 클리닉에서도 생강홍차를 즐겨 마시고 내방객에게도 차나 커피 대신에 생강홍차를 제공하고 있다. 물론 스태프도 3시 티타임에는 반드시 생강홍차를 마신다. 그때 반드시 곁들이는 것이 흑설탕이다.

흑설탕은 생강홍차 속에 넣어도 좋고, 베어 먹어도 좋다. 홍차를 마시면서 베어 먹는 것을 좋아하는데 흑설탕도 대표적인 양성식품이다.

오키나와 사람의 장수 비결, 그것은 흑설탕

정제돼 영양분이 거의 없는 백설탕과 비교해 흑설탕에는 비타민, 미네랄이 풍부하다. 일본인에게 부족하기 쉬운 철, 아연, 칼슘도 많다. 특히 칼슘은 100g당 300mg이나 함유돼 있기 때문에 뼈나 치아를 튼튼하게 한다.

최근에는 흑설탕에 함유된 흑당올리고가 혈당치를 낮춘다는 연구 논문도 나왔다. 흑설탕을 많이 먹고 있는 오키나와 사람들은 일본 제일의 장수를 자랑하고 당뇨병도 적다고 들었다. 같은 설탕이라도 흰색과 검은색에는 커다란 차이가 있다.

필자는 환자에게도 생강홍차를 권한다. 생강홍차를 마시게 되면 바로 몸이 따뜻해질 뿐 아니라 생각지도 않은 다이어트 효과도 나타난다. 몸이 따뜻해지면 물과 지방의 대사가 좋아지고 발한도 촉진되기 때문에 부종이나 물살이 해소되는 것이다. 또 지방의 연소도 높아지는 것 같다.

우울증이 있는 사람 중에는 몸이 차서 건강하지 않게 살이 찐 사람이 있다. 이런 사람이 생강홍차를 마시고 몸이 따뜻해지면 우선 몸이 개운해진다. 그러는 동안 기분도 상쾌해지고 언제부턴가 우울 증상이 없어지는 사람도 적지 않다. 체온이 올라가면 기초대사도 올라가기 때문에 그 후에도 살이 잘 찌지 않는 신체를 유지할 수 있다.

생강홍차 이렇게 만드세요!

1. 엄지손가락 크기의 생강을 간다(튜브에 담긴 생강도 좋다).

2. 컵에 뜨거운 홍차를 붓고 생강즙을 넣는다(건더기가 있어도 괜찮다).

3. 취향에 맞게 흑설탕 혹은 벌꿀을 넣는다.

Chapter 05

07 몸을 덥히는 최강 음료 2
'당근사과주스'는 생명수

이즈 보양식에서는 당근사과주스 단식을 시행하고 있는데 계기가 된 것은 1979년 연수 갔던 스위스의 벤나병원에서의 체험 때문이다. 벤나병원은 전 세계에서 모인 난치병, 기묘한 병을 안고 있는 환자를 자연요법으로 치유하는 곳으로 유명한 병원이다. 여기서는 매일 아침 반드시 조식 대신에 모든 환자들에게 당근과 사과로 만든 주스를 제공한다.

서양의학에서는 치유되지 않는 각종 난치병이 당근사과주스로 차츰 좋아지는 모습을 목격하고는 당시 원장인 리히티 브라슈 박사에게 왜 당근사과주스가 효과가 있는지 질문했다.

"인간의 몸에 필요한 약 30종류의 비타민, 약 100종류의 미네랄을 모두 함유하고 있으며, 당근 속에 있는 성분이 임파구를 활성화

해서 면역력을 높이기 때문이지요."

이것이 대답이었다. 당근사과주스는 당근과 사과를 짜서 얻어지는 천연주스다. 그것은 식물에서 받은 생명의 물이라고도 할 수 있다.

벤나병원의 연수를 마치고 귀국한 후 곧바로 당근사과주스를 아침 대신에 매일 아침 마시기 시작했다. 그 이후 30년간 하루 휴일도 없이 맹렬하게 일하고 있지만 한 번도 병을 앓은 적도 없고, 한 알의 화학약품도 복용하지 않고 살아왔다.

'벤나병원과 같은 시설을 일본에도 만들고 싶다.' 이렇게 생각하고 이즈에 개설한 것이 '히포크라틱 사나토리움'이라는 보양시설이다. 여기서는 현미 자연식과 당근사과주스를 제공하고 희망자에게는 단식을 지도하고 있다. 1985년에 개설된 이래 이미 3만 명 이상의 분들이 여기서 당근사과주스 단식을 체험했다.

그리고 필자도 매일 아침식사는 당근사과주스 2잔과 생강홍차 1잔으로 지내고 있다. 환갑이 지나도 병 하나 걸리지 않은 필자의 건강의 근원은 젊을 때 우연히 만난 당근사과주스로 귀착되는 것은 아닐까 가만히 생각해본다.

당근의 놀라운 효능
: 면역력을 강화하고 암을 방지하는 작용이 있다

당근이 건강에 좋은 것은 누구나가 알고 있다. 짙은 갈색에 단단하고 뿌리채소라는 점에서도 알 수 있듯이 당근은 대표적인 양성식품이다. 학명 'Daucus Carota'의 daucus는 그리스어 'daukos(몸을 따뜻하게 한다)'에 유래하고 있다.

또 카로틴의 어원이 carrot(당근)에 있듯이 당근에는 카로틴, 특히 베타카로틴이 풍부하다. 이것은 비타민 A의 전구체로 사람의 체내에 들어가면 일부가 비타민 A로 바뀐다. 비타민 A는 피부나 점막을 튼튼하게 하고 시력을 향상시키는 작용이 있다.

베타카로틴에는 강한 항산화작용이 있으며, 면역력을 강화시켜 다양한 감염증과 암을 방지하는 효능이 있다는 사실이 밝혀졌다.

평소에 당근을 먹고 있는 사람은 먹지 않는 사람과 비교해서 폐암 위험이 반으로 줄어든다는 역학조사 결과도 있다.

1982년 미국과학아카데미는 암은 세금처럼 면할 수 없는 것이 아니다고 했다. 이 말의 뜻은 암은 세금과 달리 노력에 따라 피할 수 있는 것이라는 의미다. 이 제목으로 암 예방 캠페인을 벌이고 그 예방식으로 가장 먼저 올린 것이 당근이었다. 실제로 구미의 자연요법병원에서는 반드시라고 할 수 있을 정도로 당근사과주스를 암 치료에 이용하고 있다.

암의 자연요법으로 유명한 멕시코의 티파나에 있는 겔슨병원도 그 중 하나다. 견학으로 방문했을 때 놀랍게도 1시간 간격으로 1잔씩 1일 총 13잔이나 당근사과주스를 환자에게 마시게 하고 암 치료를 하고 있었다. 그만큼 주스의 면역 강화력은 절대적이다.

당근은 비타민, 미네랄의 보고다. 비타민은 A외에 비타민 B_1, B_2, 나이아신, 비타민 C 등이 들어 있다. 미네랄로는 강력한 정화력을 지닌 염소, 칼슘, 철, 인, 칼륨 등이 함유돼 있으며 위장이나 간장을 정화시키고 뼈와 치아를 튼튼하게 한다.

또 당근에 함유된 호박산 칼륨염에는 혈압을 낮추거나 유해한 수은을 체외로 배설하는 작용이 있기도 하다.

사과의 놀라운 효능
: 1일 1개로 의사를 멀리 한다

사과만큼 건강과 관계된 수많은 구전과 속담에 등장하는 과일도 드물 것이다. 구약성서에 아담과 이브가 금단의 과실을 먹는 이야기가 실려 있는데, 그것이 사과라는 이야기는 너무도 유명하다. 또 아라비아 민화에는 사과가 만병통치약으로 등장하고, 북유럽의 신화에는 신들이 노화를 막고 장수하기 위해 영원한 청춘의 사과를 먹었다는 이야기가 있다.

영국에는 "1일 1개의 사과는 의사를 멀리 한다."라는 속담이 있으며, 일본에서는 "사과가 빨개지면 의사가 파랗게 된다."는 말도 있다. 사과는 전 세계에서 사랑받고 있는 과일이며, 뛰어난 건강효과를 인정받고 있는 과실이기도 하다.

어릴 때 병문안이라고 하면 반드시 상자에 넣는 것이 있었다. 사과 또는 계란이었다. 당시 필자가 살고 있었던 나가사키에서는 사과가 고급품이기도 했지만 사과에 영양분이 풍부하고 병 회복에 좋다는 것을 모두 다 잘 알고 있었기 때문이기도 했다.

한의학에서 사과는 '보심익기, 생률지양, 건위화비' 라 하였다. 즉 "건강을 돕고, 침액을 내어 갈증을 멈추게 하며, 위장의 활동을 좋게 한다."고 보았던 것이다.

현대 영양학에서는 사과에는 비타민류, 미네랄류, 유기산, 당류, 식물섬유, 효소, 폴리페놀 등 다양한 성분이 함유되어 있다고 보고 있다. 식물섬유의 펙틴에는 변통을 좋게 하고 콜레스테롤을 컨트롤하는 작용, 칼륨에는 높은 혈압을 낮추는 작용, 사과산에는 피로 회복과 염증을 억제하는 작용, 올리고당에는 장내 선인균을 증가시키는 작용, 그리고 활성산소를 제거하는 사과 폴리페놀에는 암과 노화, 생활습관병 등을 방지하는 작용이 있다.

이러한 사과의 효능은 역학조사나 각종 연구보고에서도 뒷받침하고 있다.

"사과마을에 살면서 매일 사과를 먹는 사람에게 고혈압은 적다."
"사과의 추출 성분으로 인간의 간장암 증식이 억제됐다."
"핀란드에서 시행된 25년간에 걸친 암에 대한 역학연구에서는 사과가 모든 암, 특히 폐암 예방에 효과적이었다." 등의 보고가 있다. 그런 뛰어난 효능을 다음의 주스 만들기를 참조해 매일 우리의 식생활에 도입해보자.

당근사과주스 이렇게 만드세요!

1. 당근 2개, 사과 1개를 수세미로 문질러 깨끗이 씻는다.
2. 꼭지를 떼고 적당한 크기로 자르고 생즙기에 돌린다.
3. 컵 2~3잔의 주스가 만들어지면 천천히 씹으면서 마신다.

*주의

- 껍질과 열매 사이에 영양분이 풍부하므로 사과, 당근 모두 껍질은 깎지 않는다. 사과의 씨에도 미량영양소가 있으므로 씨도 빼지 않는다.
- 지속적으로 마시기 위해서는 맛있게 먹어야 하기 때문에 믹서기가 아닌 생즙기를 사용하면 좋다. 믹서를 사용하면 가스가 섞여서 마시기 힘들다.
- 완성되면 방치하지 말고 바로 마신다. 레몬을 소량 첨가하면 산화를 억제할 수 있으므로 다소 보존 기간을 늘릴 수 있다.

Chapter 05

08 치아 형태와 치아 수를 보면
육류는 되도록 적게~

인간의 몸속에는 자신이 무엇을 먹으면 건강해질지 그것을 알려주는 부분이 있다. 그것이 치아다.

거울 앞에서 입을 벌리고 입속을 관찰해보자. 상하 모두 앞니(문치)가 4개, 견치는 2개, 어금니의 구치는 사랑니를 포함해 10개. 치아가 전부 건강하면 치아는 상하 합쳐 32개다.

치아에는 각각의 역할이 있다. 문치는 야채나 과일을 씹고 끊기 위한 치아다. 사과를 깨무는 것은 문치다. 좌우에 있는 견치는 고기나 생선을 먹기 위한 치아다. 옛날 사람들은 생고기나 물고기를 견치로 찢어먹었다. 그리고 어금니의 구치는 곡류를 갈아 입에서 넘기기 쉽게 하는 치아다.

동물을 보면 재미있는 사실을 알 수 있다. 소나 코끼리, 기린은 그렇게 몸집이 큰 데도 풀밖에 먹지 못한다. 판다가 먹는 것도 조릿대 잎뿐이다. 고기를 먹지 않으면 기진한다고 해도 그들이 그것을 먹을 수는 없다. 소도 코끼리도 초식동물이고 풀을 먹는 데 적합한 평평한 이빨밖에 갖고 있지 않기 때문이다.

한편 육식짐승인 사자나 호랑이 표범은 날카로운 이빨로 포획한 동물의 고기를 찢어먹는다. 그들에게 건강을 위해 풀도 먹으라고 권유해도 먹으려고 하지 않는다. 그것은 고기를 자르는 데 적합한 이빨밖에 갖춰져 있지 않기 때문이다.

즉, 치아를 보면 그 동물이 어떤 음식물을 먹어야 하는지 한 눈에 알 수 있다.

인간의 치아 비율을 보면 가장 많은 구치는 32개 중 20개로 전체 62.5%다. 문치는 8개로 25%, 견치는 4개로 12.5%. 이 비율은 인종을 불문하고 인류에 공통된다.

즉, 인간의 치아 중 62.5%의 구치는 곡류를 부수기 위해, 25%의 문치는 야채나 과일을 먹기 위해, 12.5%의 견치는 고기나 생선을 끊기 위해 있으며, 인간은 이 치아 비율로 음식물을 분류해 먹는 것이 바람직하다.

따라서 인간의 경우는 곡물을 주식으로, 야채·과일을 부수적으로, 고기와 생선은 소량이 좋다는 얘기가 된다. 그리고 이것은 우리들이 자고이래로 먹어온 식사 그 자체다.

1977년에 미국에서 발표된 '마크가반 리포트'에는 건강에 좋은 이상적인 식사는 '원시시대 전 일본의 식사'라고 명기돼 있다. 원시전이라 표기한 것은 이 시대를 기점으로 쌀이 정미되었기 때문이다.

마크가반 리포트가 발표되기 십수 년 전 60년대 미국은 심근경색, 암, 뇌경색, 비만이 많고 심장병만으로도 의료비 보조로 나라의 재정이 파탄날 수 있다는 위기적 상황에 있었다.

그것을 타개하기 위해 정부의 간섭으로 시행된 것이 '식사(영양)와 건강, 만성질환의 관계'에 관한 조사 연구였다. 국가는 '국민영양문제 미국 상원특별위원회'를 설치하고 전 세계적으로 뽑은 뛰어난 의학, 영양학의 전문가를 모아 식사와 병의 관계에 관해 세계 규모의 조사를 진행했다.

7년의 세월과 수천만 달러의 국비를 들여 완성한 것이 5000페이지에 달하는 마크가반 리포트였다. 리포트를 보고했을 때 위원장인 마크가반 상원의원이 "우리들은 바보였다. 병을 만드는 음식, 살인하는 음식을 먹고 있었다."라며 눈물을 흘리면서 연설한 것은 유명한 이야기다.

리포트에서 주목할 것은 영양의 목표로 게재하고 있는 제1항목인 '1일 에너지 섭취의 55~60%를 탄수화물로 할 것'이다.

기이하게도 이것은 곡물을 씹어 부수는 구치의 비율과 많이 닮아 있다. 소화 효소도 탄수화물을 분해하는 아밀라아제가 가장 많다는 것에서 알 수 있듯이 인간은 곡물을 주식으로 먹도록 만들어진 것이다.

정제하지 않은 곡물인 현미, 현보리, 좁쌀, 피는 노란빛을 띤 간성식품이다. 이러한 사실은 아무리 먹어도 몸을 차게 할 걱정은 없다. 그렇기 때문에 주식으로 성립된다.

또 고기나 생선은 적은 양으로 충분하지만 우울증이 있는 사람은 육류보다 생선을 먹을 것을 권장한다. 자살이 많은 핀란드의 쿠오피치시에서 어느 정신과의사가 25~64세인 남녀 1800명의 자살 희망, 우울 발증률을 조사했다. 그 결과 **주 2회 이상 생선을 먹거나 생선을 좋아하는 사람의 자살 희망, 우울 발증률은 주 2회 미만 생선을 먹거나 생선을 싫어하는 사람에 비해 자살 희망은 57%, 우울 발증률은 63%라는 낮은 비율을 나타냈다고 한다.**

필시 생선의 불포화지방산이 뇌의 혈류를 좋게 해 우울이나 자살 희망을 예방한 것이다. 고혈압 약을 상시 복용하면 우울증이 발증하는 일이 있는데 이것은 강압제가 뇌의 혈류를 나쁘게 하기 때문이다.

Chapter 05

09 청국장(낫토)과 된장국으로 **불면증**을 몰아낸다

일본이나 한국의 전통음식이 건강에 좋다는 것은 앞서 소개한 마크가반 리포트로 뒷받침되고 있지만 전통식의 장점은 그뿐만이 아니다. 우울증이나 불면증에도 효과가 있다.

불면은 멜라토닌 부족으로 발생한다. 멜라토닌은 뇌의 중앙 가장 안에 있는 송과체라는 곳에서 분비된다. 멜라토닌의 재료가 되는 것이 세로토닌이다. 그리고 세로토닌의 재료가 되는 것이 트립토판이라는 필수아미노산이다.

필수아미노산은 체내에서 합성되지 않기 때문에 식품으로 보급하지 않으면 안 된다. 따라서 트립토판을 많이 함유한 식품을 섭취하면 세로토닌도 멜라토닌도 증가시킬 수 있다. 일본이나 한국의 전통음식 중에는 트립토판을 함유한 식재가 많이 있다.

일본인이 먹는 식사라고 하면 밥에 야채절임, 된장국, 낫토, 삶은 콩, 생선구이, 두부, 회 등이 떠오른다. 이 음식 대부분에 트립토판이 함유돼 있다. 그중에서도 특히 많은 것은 대두와 대두를 이용한 가공식품이다.

대두를 발효시키면 간장과 된장, 낫토를 만들 수 있다. 볶은 대두를 가루로 만들면 콩가루가 된다. 또 대두를 짜면 두유가 만들어지고, 그것을 간수로 굳히면 두부가 만들어진다.

그밖에도 두부껍질, 비지, 얼린 두부, 유부, 두부 지짐 등으로 대두의 가공식품은 모두 일본의 식사에 빼놓을 수 없는 것들이다. 그런데 이러한 식품에는 모두 트립토판이 풍부하게 함유돼 있다는 점이다. 따라서 밥에 된장국을 기본으로 한 전통식을 먹으면 트립토판의 부족은 염려하지 않아도 된다.

트립토판은 우유에서 발견된 아미노산이다. 아미노산이기 때문에 단백질이 많은 식품에는 반드시 함유돼 있다. 앞에서 밝힌 대두나 대두식품 외에도 치즈, 연어알젓, 명란젓, 육류나 생선, 달걀, 메밀국수, 바나나 등에도 풍부하다.

또 트립토판에서 세로토닌이 합성될 때 비타민 B_6나 니코틴산(나이아신)이 필요하므로 이것을 함유한 식품을 동시에 섭취하면 효율적으로 세로토닌과 멜라토닌이 증가한다.

비타민 B_6가 많은 것은 다랑어·꽁치·연어 등의 어류, 육류, 간, 바나나 등이다. 나이아신도 생선이나 간에 많이 함유돼 있다.

바나나는 트립토판도 비타민 B6도 함유돼 있기 때문에 수면을 부르는 과일이라 불리기도 한다. 단 몸을 차게 하는 작용이 있으므로 더운 시기에 먹는 편이 좋다.

… Chapter 05

10 저녁식사 때 먹으면 수면을 돕는 야채들

 수면을 촉진하거나 정신 안정작용이 있는 트립토판은 '천연 수면약'으로 불리는 경우가 있다. 그러나 그것은 트립토판이 세로토닌과 멜라토닌을 합성하기 때문이고 트립토판의 직접적인 작용은 없다. 그래서 멜라토닌 그 자체를 포함하고 있어 직접 수면을 촉진하는 식품을 소개한다.

 밤에 우유를 마시면 전신이 안정돼 잠을 잘 잘 수 있다는 얘기를 들은 적이 있을 것이다. 그것을 실행해서 잠자기 전에 뜨거운 우유를 마신 사람이 있었다. 그런데 그다지 효과는 없었다고 한다.

 분명히 우유에는 칼슘과 트립토판이 함유돼 있기 때문에 기분이 안정되고 잠이 쉽게 들지도 모른다. 하지만 불면증이 있는 사람이 그것만으로 잠에 빠지는 데는 조금 역부족이다. 우유를 마시고 졸린 것은 나이트밀크라는 특수한 우유를 마셨을 때뿐이다.

나이트밀크란 북유럽의 핀란드에서 마시고 있는 우유다. 소는 밤이 되면 우유 속에 낮 동안의 3~4배의 멜라토닌을 분비한다. 그 때문에 밤에 짜낸 우유에는 멜라토닌이 풍부하다. 이렇게 밤에 짜낸 우유가 바로 나이트밀크다.

북유럽과 같이 여름은 백야, 겨울은 일조시간이 극단적으로 짧아지는 나라에서는 수면장해로 힘들어 하는 사람이 많아진다. 그래서 잠자기 전에 따뜻한 나이트밀크를 마시는 습관이 있다. 최근 일본에서도 잠들지 못하는 사람을 위해 나이트밀크를 팔고 있는 것 같다.

멜라토닌을 풍부하게 함유하고 있는 야채도 있다. 푸른 즙으로 익숙한 케일이다. 케일은 지중해 원산인 아브라나과 야채로 양배추나 브로콜리의 원종이다. 비타민과 미네랄이 풍부하고 항산화작용이 강한 것으로도 알려져 있다. 일본에서는 아직 많이 볼 수 없기 때문에 푸른즙으로 섭취하면 손쉽게 멜라토닌을 보급할 수 있다.

좀더 쉽게 접할 수 있는 야채로 불면을 해소시켜 주는 것이 양상추다. 양상추의 수면효과는 고대 그리스시대부터 전해져 내려올 정도다.

양상추에 함유된 잠을 부르는 물질은 락투코피크린이라는 정신을 진정시키는 성분으로 멜라토닌과 동일한 작용이 있다. 이들 성

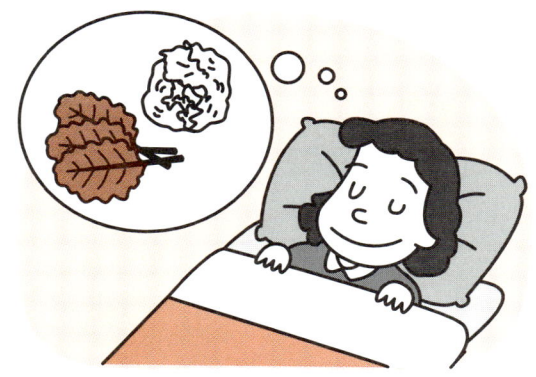

분은 양상추의 심인 흰 부분에 함유돼 있으므로 심을 버리지 말고 요리에 사용해 저녁식사 때 먹도록 하자.

양상추 하면 샐러드이지만 샐러드는 몸을 차게 하기 때문에 수프, 볶은 음식에 넣으면 좋다. 게다가 불을 가하면 많이 먹을 수 있다.

Chapter 05

11 요주의! 이런 식사는 아침까지 **잠**을 못 이룬다

 기분 좋은 잠을 촉진해 우울증을 경쾌하게 만드는 식품이 있는 한편, 수면을 방해하고 더욱 우울증을 심하게 하는 식품도 있다. 첫째로 들 수 있는 것이 카페인을 함유한 음식이다.

 카페인에 각성작용과 흥분작용, 불면작용이 있는 것은 잘 알려져 있는 사실이다. 커피를 마시고 잠들지 못한다는 경험은 누구에게나 있을 것이다. 카페인은 커피, 홍차, 녹차, 우롱차, 콜라에 함유돼 있다.

 따라서 이러한 기호음료는 잠자기 전에는 마시지 않도록 주의하자. 카페인에 약한 사람은 생강홍차도 잠자기 전에는 피한다.

 카페인 이상으로 잠을 방해하는 것이 담배다. 담배에 함유된 니코틴은 아드레날린의 분비를 촉진하고 뇌를 각성시켜 몸을 활동 모드로 만든다.

담배를 피우는 사람 중에는 안정을 취하기 위해 잠자기 전 한 모금 피우는 사람이 있는데 이것은 역효과를 일으킨다. 잠자리가 불편해지고 선잠을 자게 돼 바로 잠에서 깨는 경우가 있다. **실제로 흡연자는 담배를 피우지 않는 사람과 비교해 잠이 들기까지의 시간이 15분 정도 길다는 조사 결과도 있다.**

니코틴의 흥분작용은 카페인 이상이라고 하니까 불면을 호소하는 사람은 담배를 끊는 일이 우선이다.

또 술의 힘을 빌려 잠들어 보려는 사람이 있다. 확실히 적당한 알코올에는 기분을 안정시키는 작용이 있으므로 입면효과는 있을지도 모른다. 그러나 습관이 되면 점점 술에 빠져들어 반대로 잠을 이룰 수 없게 된다. 또 바로 잠이 든다 해도 양질의 수면을 취한다고 볼 수 없다. **알코올을 마시고 자면 수면 중에 몇 번이고 잠을 깬다거나 선잠을 이루게 돼 숙면의 느낌을 얻을 수 없다는 것을 알 수 있다.**

무서운 것은 알코올이 없으면 잠들지 못하게 되는 것이다. 거기서 중대한 알코올 의존증에 빠지는 일도 있으므로 알코올에 의지해 수면을 얻으려는 것은 현명한 방법이라 할 수 없다.

불면은 우울증의 대적이다. 불면을 치유하는 것도 역시 매일 매일의 식사다. 쾌면과 몸을 따뜻하게 하는 식사가 우울증의 최고 격퇴법이다.

체험수기

아침 단식으로 겨울철 우울병을 개선하고 평온한 생활도 되찾았다!

K 씨(55세, 남성)

외자계 전문상사에 근무하는 엘리트 비즈니스맨 K 씨(55세, 남성)는 매일 방대한 업무량을 정력적으로 해결하고 심야 잔업도 당연하다는 생활을 몇 년이나 계속해왔다.

그런데 40세를 지난 즈음부터 겨울이 되면 몸의 컨디션이 좋지 않았다. 밤에도 숙면을 취할 수 없었으며, 머리가 무겁고 몸도 늘어졌다. 몸의 마디마디도 아프고 업무에 집중할 수도 없었다. 그래서 사장에게 겨울 동안 잠시 온천지로 보내달라고 요청했다.

회사 내에서 예가 없는 신청이었지만 K 씨는 그 업적을 높이 평가받고 있었기 때문에 희망대로 온천지에서 잠시 휴양을 할 수 있게 되었다.

그 해는 온천에서 어떻게든 극복할 수 있었지만 다음 해도 다시 겨울이 되자 컨디션이 나빠졌다. 그렇게 수 년을 반복하는 동안 이제는 겨울만이 아니라 1년 내내 몸 상태가 좋지 않은 날이 계속되었다. K 씨는 죽고 싶다는 생각까지 하게 되면서 클리닉을 찾아왔다.

　K 씨의 증상은 처음은 겨울만 컨디션이 나빠지는 '겨울 우울증'이었지만 그것이 통년성 우울병으로 이행한 것 같았다.

　K 씨에게 아침식사로 당근사과주스 혹은 생강홍차를 마시는 '아침 단식'을 권했다. 점심은 국수, 저녁은 일식을 중심으로 한 식사로 바꾸고 가능한 몸을 움직이도록 충고했다. 동시에 물과 냉증을 없애는 '영계출감탕'을 처방했다.

　K 씨는 회사에 다니면서 아침만 단식을 실천하고 1일 30분 걷기로 했다. 그러자 어느새 건강을 되찾고 우울 증상도 개선됐다. 35.7도였던 체온도 반 년 후에는 36.2도로 상승했다.

　또 이전과 같이 업무만 하는 생활이 아닌, 자신의 생활과 가정도 돌아보게 되었다. 지금은 정신적으로도 안정되고 평온한 하루를 보내고 있다.

우울하다고?
체온을 재봐!

저자 | 이시하라 유미
감수 | 한의사 박영철 (하이미즈 한의원 원장)
번역 | 이미녀

1판 1쇄 인쇄 | 2011년 2월 15일
1판 1쇄 발행 | 2011년 2월 22일

발행처 | 건강다이제스트사
발행인 | 이정숙
디자인 | 이상선

출판등록 | 1996. 9. 9
등록번호 | 03 - 935호
주소 | 서울특별시 용산구 효창동 5-3호 대신 B/D 3층(우편번호 140-896)
TEL | (02) 702 - 6333 FAX | (02) 702 - 6334

이 책의 판권은 건강다이제스트사에 있습니다.
본사의 허락없이 임의로 이 책의 일부 또는 전체를 복사하거나
전재하는 등의 저작권 침해행위를 금합니다.
잘못된 책은 바꾸어 드립니다.
저자와의 협의하에 인지는 생략합니다.

값 11,000 원
ISBN 978-89-7587-067-5   03510